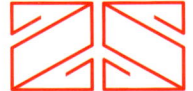

© 2016 ZS Verlag GmbH
Kaiserstraße 14b
D-80801 München

ISBN 978-3-89883-270-0
4. Auflage 2016

Grafische Gestaltung	Barbara Markwitz
Rezeptfotos	Andrea Kramp und Bernd Gölling
	(andere Fotos siehe Bildnachweis)
Foodstyling	Petra Speckmann
Porträtfotos	Dr. Kai-Uwe Nielsen
Redaktion	Eva-Maria Hege, Martina Solter, Kathrin Ullerich
Herstellung	Jan Russok, Karin Kotzur, Peter Karg-Cordes
Lithografie	Christine Rühmer
Druck & Bindung	optimal media GmbH, Röbel

Die ZS Verlag GmbH ist ein Unternehmen der Edel AG, Hamburg.
www.zsverlag.de | www.facebook.com/zsverlag

Nicola Sautter

Welleat

DER 4-WOCHEN-PLAN

Schritt für Schritt satt, schlank und gesund

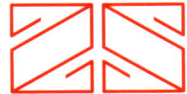

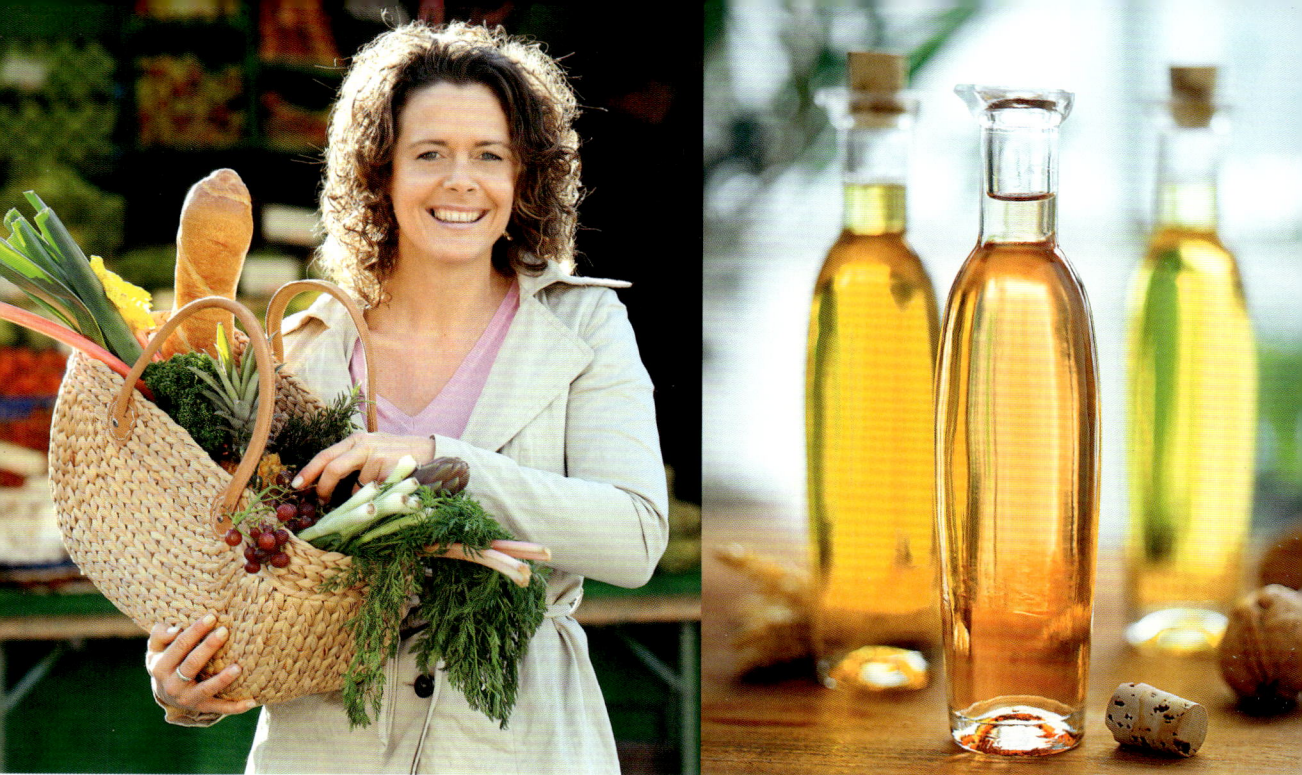

Inhalt

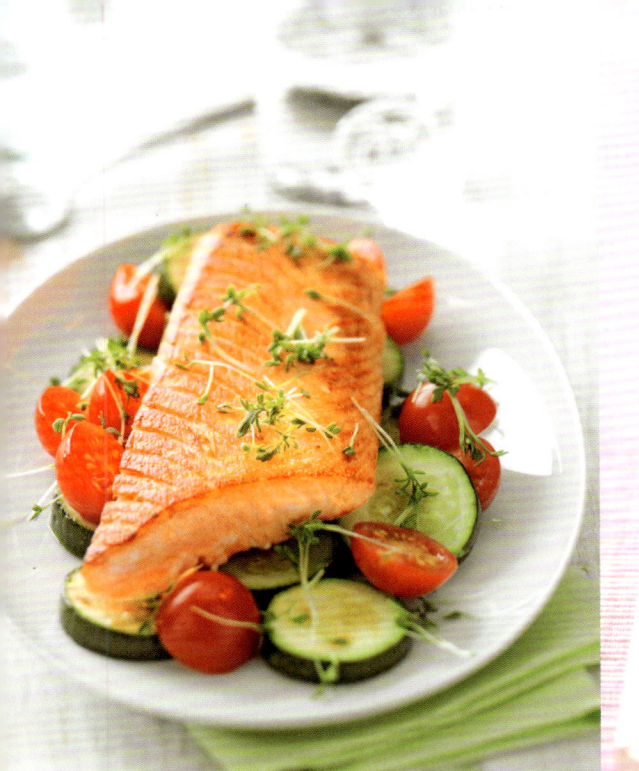
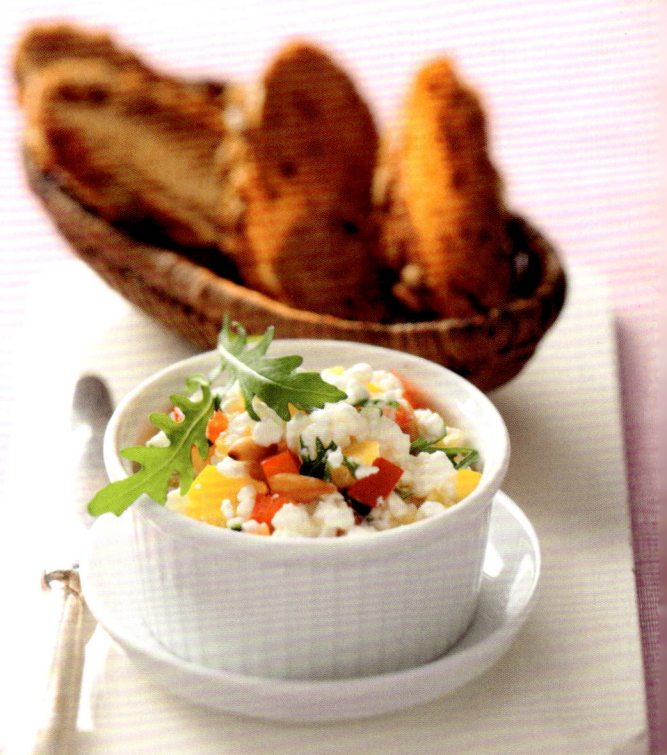

Welleat – mit Genuss zum Wunschgewicht

Liebe Leserin, lieber Leser!

Vor über vier Jahren habe ich mein Ernährungskonzept für ein gesünderes, bewussteres und ausgeglicheneres Leben entwickelt: »Welleat«, übersetzt: »gut essen«. Dieser Begriff fasst all das zusammen, was für mich beim Zusammenspiel von Ernährung, Wohlbefinden und Gesundheit wichtig ist: Man muss gut essen, das heißt, die richtige Kombination von guten Kohlenhydraten, Eiweißen und Fetten zu sich nehmen, um schlank, zufrieden, gesund, fit und belastbar zu sein.

Dass ich mit meinem Konzept den Nagel auf den Kopf getroffen habe, zeigen mir immer wieder die begeisterten Erfolgsberichte meiner Patienten, aber auch das positive Feedback meiner Leser. In letzter Zeit wurde ich von allen Seiten gebeten, nach meinem Welleat-Klassiker, in dem ich die theoretischen Grundlagen erkläre, und meinem Kochbuch (»Wellcook«) noch ein weiteres Buch zu schreiben, das die Umsetzung meines Konzepts noch leichter macht und einen genauen Fahrplan mit speziell darauf zugeschnittenen Rezepten liefert. Entstanden ist daraus der 4-Wochen-Plan, den Sie nun in den Händen halten.

Und so funktioniert der Welleat-4-Wochen-Plan: Für jeden Tag gibt es jeweils ein Rezept für Frühstück, Mittag- und Abendessen sowie für einen Zwischensnack. Alle Rezepte sind natürlich Welleat-Rezepte, das heißt, sie bieten den optimalen Mix aus guten Kohlenhydraten, Eiweißen und Fetten. So ist garantiert, dass Sie sich den ganzen Tag über bewusst ernähren, ohne Gefahr zu laufen, in ein Hungerloch zu fallen. Zudem liefern die Gerichte all die Nähr-

stoffe, die unser Körper braucht, um geistige und körperliche Höchstleistung erbringen zu können. Wundern Sie sich also nicht, wenn Sie in diesem Buch – anders als bei herkömmlichen Diätplänen – keine Kalorienangaben unter den Rezepten finden. Ein Plus von Welleat ist ja gerade, dass lästiges Kalorienzählen nicht gefragt ist, und dafür, dass die Rezepte den optimalen Welleat-Nährstoff-Mix enthalten, stehe ich mit meiner ganzen Erfahrung.

Zusätzlich zu den köstlichen Rezepten für 28 Tage bekommen Sie nützliche Tipps rund um die Welleat-Küche sowie reichlich Informationen darüber, was das Welleat-Konzept genau ausmacht und welche Nährstoffe bzw. Lebensmittel der Körper benötigt, damit wir uns rundum wohl- und fit fühlen.

Keine Angst: Sie müssen weder ein Ernährungsprofi noch ein begnadeter Koch sein, um mein Welleat-Konzept in die Tat umzusetzen. Denn genau das macht den Erfolg von Welleat aus: Das Konzept lässt sich mühelos in den Alltag integrieren, und die Rezepte sind so unkompliziert, dass sie jedem gelingen. Die Welleat-Regeln sind so leicht nachzuvollziehen, dass sie auch Ihnen bald in Fleisch und Blut übergehen werden. Ich wünsche Ihnen viel Spaß und Erfolg mit dem 4-Wochen-Plan und würde mich freuen, wenn Welleat Sie genauso überzeugt, wie es bereits viele meiner Patienten und Leser überzeugt hat!

Herzlichst Ihre

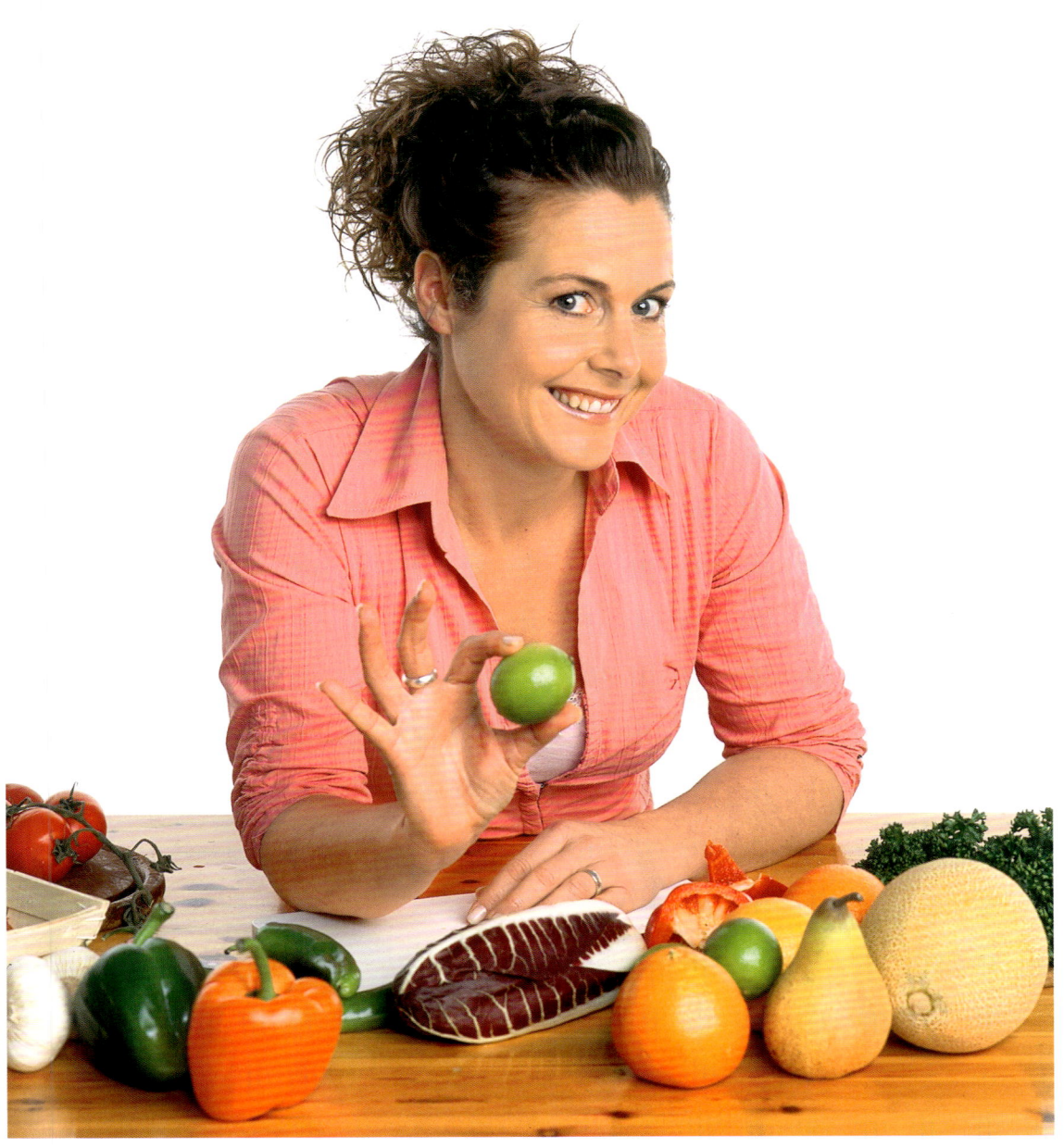

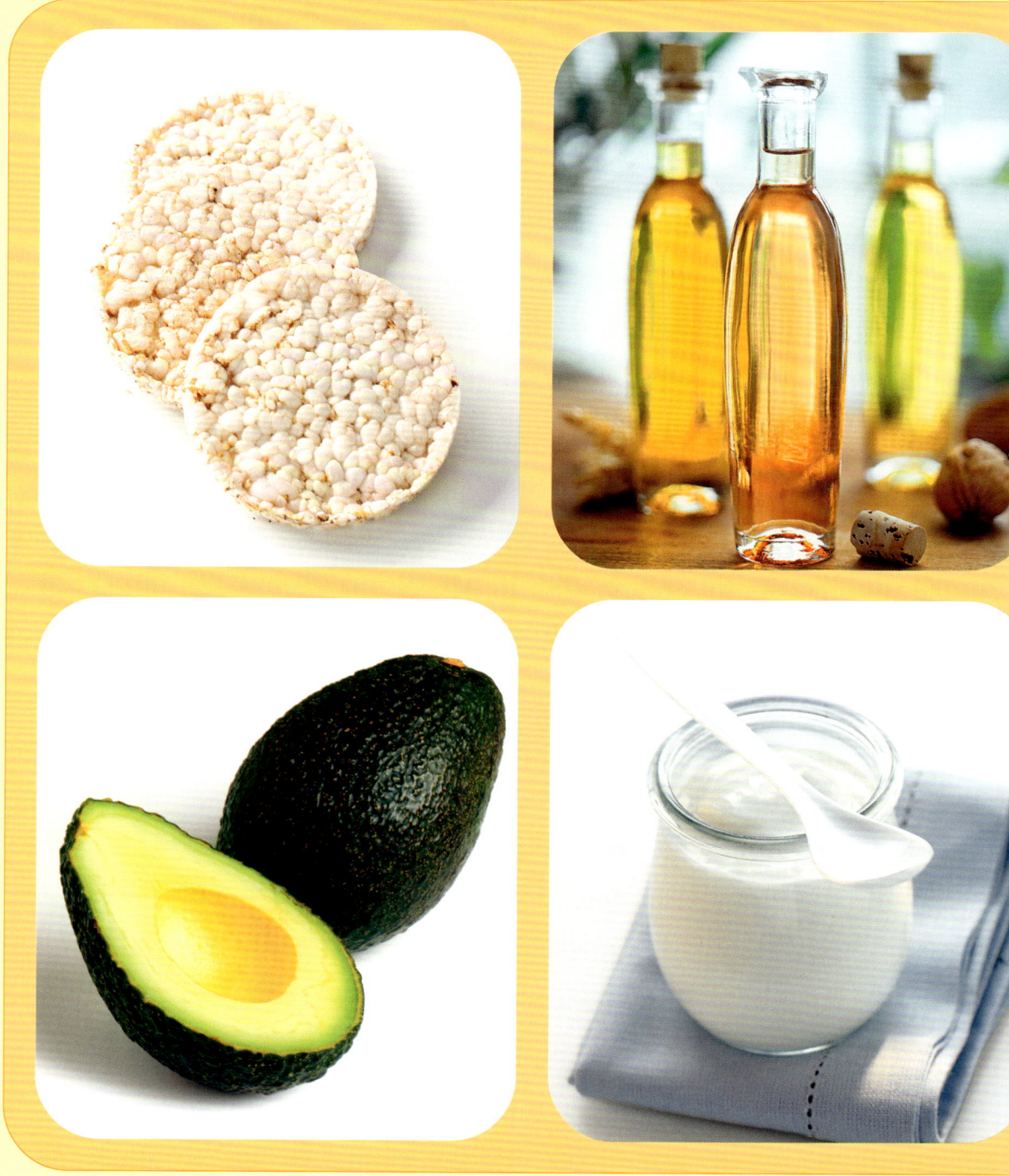

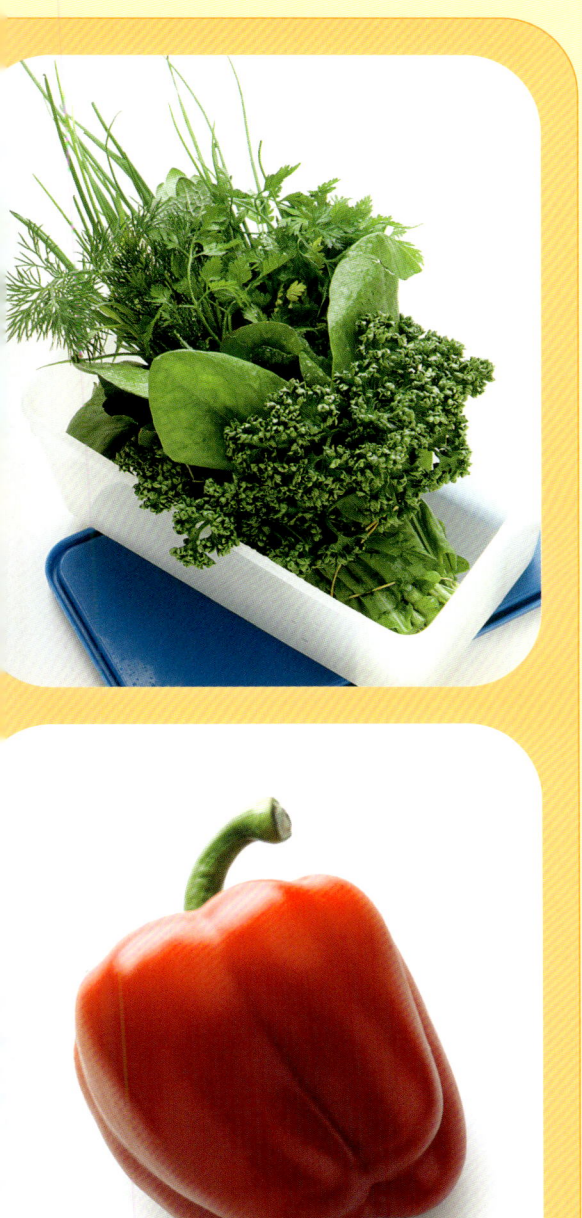

Essen Sie sich satt, schlank und gesund

Gute Kohlenhydrate, wertvolle Eiweiße und gute Fette – das sind die drei Säulen des Welleat-Konzepts. Warum diese Nährstoffe für unseren Körper so wichtig sind und was das Besondere an Welleat ist, erfahren Sie auf den folgenden Seiten. Außerdem werden einige typische Welleat-Lebensmittel vorgestellt und die populärsten Ernährungsirrtümer entlarvt. Damit keine Frage offenbleibt …

Welleat – ein Konzept, das überzeugt

Sie haben ein paar Pfunde zu viel auf den Hüften und versuchen seit Jahren vergeblich, diese loszuwerden? Sie essen, obwohl Sie eigentlich gar nicht hungrig sind? Essen ist für Sie Trostspender oder Ablenkung (ich nenne dieses Phänomen den »Seelenhunger«)? Sie sind lustlos und steigen morgens oft müde und wie gerädert aus dem Bett? Sie leiden unter Beschwerden wie Gelenkschmerzen und Verdauungsproblemen und kennen dafür die Ursache nicht? Dann ist mein Welleat-Konzept genau das Richtige für Sie!

WAS BEDEUTET WELLEAT?

Welleat zeigt Ihnen auf, dass es einen direkten Zusammenhang zwischen Ernährung, seelischem und körperlichem Wohlbefinden und der Gesundheit gibt. Jede Mahlzeit, die wir zu uns nehmen, hat eine sofortige Wirkung auf unseren Körper, sie spielt eine wichtige Rolle für unser hormonelles Gleichgewicht (siehe Infokasten rechts). Welleat ist keine Diät im klassischen Sinn, sondern vielmehr eine Ernährungsumstellung, die Ihr ganzes Leben umkrempeln wird. Es ist vor allem eine Frage der Einstellung, und oft sind nur kleine Veränderungen nötig, um den Teufelskreis aus vermeintlichem Hunger, Essen und dem anschließenden Frust darüber, das Falsche gegessen zu haben, zu durchbrechen.

WAS UNTERSCHEIDET WELLEAT VON ANDEREN ERNÄHRUNGS- BZW. DIÄTKONZEPTEN?

Eine Ernährung nach Welleat bedeutet keineswegs, sich kasteien und auf leckeres Essen verzichten zu müssen. Im Gegenteil: Mir ist es wichtig, Ihnen zu zeigen, dass man sich durchaus satt essen darf, sogar muss, um schlank, glücklich und leistungsfähig zu sein. Es kommt nur auf die richtige Kombination der Lebensmittel an! Denn diese ist entscheidend, um Ihren Stoffwechsel auf Trab zu bringen.
Welleat ist deshalb ideal für alle, die ein paar lästige Kilo verlieren möchten. Es bietet aber auch die beste Ernährung für all jene, die ihr Gewicht halten und gesund bleiben wollen bzw. fitter und leistungsfähiger werden möchten. Und nicht zuletzt vermitteln meine unkomplizierten und abwechslungsreichen Welleat-Rezepte Spaß am Kochen und – ganz wichtig – Spaß am Essen!

WIE FUNKTIONIERT WELLEAT?

Die Grundregel von Welleat ist, dass man nur Mahlzeiten zu sich nimmt, die den richtigen Mix aus guten Kohlenhydraten, Eiweißen und Fetten enthalten. Denn diese Nährstoffkombination braucht unser Körper: Kohlenhydrate sind der »Brennstoff« für sämtliche körperliche und geistige Leistung, Eiweiße sind die Bausteine jeder Körperzelle und unterstützen die Fettverbrennung, und Fette können als wahre Multitalente z. B. die Nerven schützen und den Stoffwechsel verbessern. Bei einer Welleat-Mahlzeit bleibt der Blutzuckerspiegel weitgehend konstant, es wird also verhindert, dass die Bauchspeicheldrüse zu viel Insulin ausschüttet. Dadurch fühlt man sich nach dem Essen satt und zufrieden und verspürt auch zwischen den Mahlzeiten keinen Heißhunger auf Süßes. Für den Alltag bedeutet das: Man sollte genug gutes, fettarmes Eiweiß wie mageres Geflügel und Fleisch sowie Milchprodukte essen, denn der Körper benötigt dieses Eiweiß als Bausubstanz unter anderem für jede einzelne Zelle. Dementsprechend sollten schlechte

Eiweiße sowie gesättigte Fette (beides steckt etwa in fettem rotem Fleisch, fetter Wurst und fettem Käse) möglichst von unserem Speiseplan verbannt werden. Gute Kohlenhydratlieferanten wie Gemüse, Hülsenfrüchte und Obst halten die Insulinausschüttung gering; Produkte aus Weißmehl und Zucker, Kartoffeln, Reis oder zu viel Alkohol hingegen sollten Sie meiden, denn diese sind reich an schlechten Kohlenhydraten, die den Blutzuckerspiegel rasant ansteigen lassen. Bei den Fetten gilt es, solchen Lebensmitteln den Vorzug zu geben, die reichlich einfach und mehrfach ungesättigte Fettsäuren (vor allem Omega-3-Fettsäuren) enthalten. Dazu zählen fetter Fisch, wie Lachs, Nüsse oder Olivenöl. Mehr Informationen zu den Makronährstoffen Kohlenhydrate, Eiweiße und Fette finden Sie auf den Seiten 14 bis 21.

Der Einfluss der Nahrung auf unsere Hormone

Wussten Sie, dass jeder Bissen, den wir zu uns nehmen, sofort eine hormonelle Reaktion im Körper zur Folge hat? Essen stimuliert die Hormone, und die Hormone stimulieren uns. Nahrung wirkt – bei jeder Mahlzeit! Die drei wichtigsten Hormone in Bezug auf die Nahrungsaufnahme sind Insulin, der Regulator des Blutzuckers, Glukagon, sein Gegenspieler, sowie die Eicosanoide, das sind Gewebshormone, die unser komplettes Hormonsystem steuern. Das Welleat-Konzept setzt die Nahrung so ein, dass ein günstiges Hormongleichgewicht erreicht wird, d. h. die Hormone optimal in unserem Körper wirken. Dies wiederum ist wichtig für einen konstanten Blutzuckerspiegel und die ideale Verwertung der Nährstoffe – und somit für unser Wohlbefinden.

AUSREICHEND TRINKEN UND REGELMÄSSIGE BEWEGUNG

Neben einer gezielten Ernährung wird bei Welleat auch darauf geachtet, dass dem Körper ausreichend Flüssigkeit zugeführt wird. Trinken Sie täglich Ihrem Gewicht entsprechend stilles Wasser. Wie viel Sie benötigen, können Sie mithilfe folgender Faustregel leicht ausrechnen: Multiplizieren Sie Ihr Gewicht einfach mit 3 und teilen Sie das Ergebnis durch 100. Die Summe in Litern ergibt Ihren täglichen Flüssigkeitsbedarf. Für eine 60 kg schwere Frau sind das 1,8 l Wasser. Idealerweise sollten Sie bereits morgens nach dem Aufstehen $1/2$ l lauwarmes Wasser trinken, um den Flüssigkeitsverlust der Nacht wieder auszugleichen.

Gesund essen und ausreichend trinken – jetzt fehlt nur noch regelmäßige Bewegung, um Ihren Körper in Schwung zu bringen. Ob Radfahren, Schwimmen, Laufen oder Nordic Walking: Es kommt gar nicht darauf an, für welche Sportart Sie sich entscheiden, wichtig ist vielmehr, dass Sie sich regelmäßig bewegen (siehe auch Seite 29). Ich garantiere Ihnen: Der Spaß am Sport kommt fast von allein, weil Sie sich durch die bewusstere Ernährung bereits fitter, aktiver und beweglicher fühlen.

FÜR EIN GUTES (KÖRPER-)GEFÜHL

Wer sich nach dem Welleat-Konzept ernährt, fühlt sich rundum wohl in seiner Haut. Der Körper bekommt alle wichtigen Nährstoffe, um sowohl geistig als auch körperlich voll auf der Höhe zu sein. Man wird lästige Pfunde los, fühlt sich ausgeglichener, belastbar und zufrieden, fit und gesund. Probieren Sie es aus, indem Sie meinen 4-Wochen-Plan durchführen. Ich verspreche Ihnen: Sie werden so begeistert sein, dass Sie Ihre Ernährung und Ihren Lebensstil dann auch längerfristig nach dem Welleat-Konzept umstellen werden. Starten Sie mit Power und Genuss in eine »gesunde Zukunft«!

Abnehmen mit Welleat – eine Erfolgsstory

Während meiner langjährigen Tätigkeit als Heilpraktikerin und Ernährungsberaterin habe ich die Erfahrung gemacht: Es ist (fast) egal, mit welchen (Ernährungs-) Problemen die Patienten zu mir kommen – mit meinem Welleat-Konzept kann ich ihnen meist sehr gut helfen. Denn Nahrung ist die stärkste Medizin, die wir haben. Lesen Sie hier, wie es anderen Mitstreiterinnen mit Welleat ergangen ist, welche Erfolge sie mit Welleat verbuchen konnten und wie sich ihr Leben durch die Ernährungsumstellung verändert und nachhaltig verbessert hat. Freuen Sie sich mit, lassen Sie sich motivieren, und tauschen Sie sich im Forum meiner Internetseite (www.welleat.de) mit Gleichgesinnten aus.

• •

Hallo, alle miteinander,
seit Anfang der Woche ernähre ich mich wieder nach dem Welleat-Konzept. Nach der ganzen Weihnachtsvöllerei ging es mir einfach total schlecht. Ich hatte keine Energie, schlechte Laune, und alles tat mir weh. Zusätzlich zu meinem ohnehin schon vorhandenen Übergewicht hatte ich noch einmal 4 Kilo zugenommen. Also entschloss ich mich, endlich wieder an meine Welleat-Erfolge vom letzten Jahr anzuknüpfen. Ab dem ersten Tag Welleat ging es mir schon besser. Ich hatte Energie, gute Laune und konnte in der Nacht gut schlafen. Nach 2 Tagen war 1 Kilo weg. Dann kam gestern eine Einladung zum Inder. Ich esse sehr gern indisch und habe natürlich zugesagt. Zum indischen Essen gehören für mich der Basmatireis und das Naanbrot, die ja zu den schlechten Kohlenhydraten zählen, einfach dazu, und ich habe mich nicht zurückgehalten. Die Folge war, dass ich die ganze Nacht

sehr schlecht geschlafen habe. Und als ich heute Morgen in den Spiegel geschaut habe, hat mir ein verquollenes Gesicht mit müden Augen entgegengeblickt. Ich fühle mich auch total benommen, obwohl ich gestern keinen Alkohol getrunken habe. Heute Morgen habe ich dann erst mal viel Wasser getrunken und mir ein feines Welleat-Frühstück mit einem Eiweißling zusätzlich gegönnt. Jetzt hoffe ich, dass es mir bald wieder bessergeht.
6 Monate später: Das nächste Weihnachten kann kommen. Ich bin gewappnet, denn ich weiß jetzt, wie ich das nächste Mal ohne »Totalschaden« durch die Feiertage komme – mit Welleat natürlich. Mir geht's sooo gut. Der Unterschied ist gravierend. Nicht nur optisch – 8 Kilo habe ich verloren –, auch psychisch. Ich bin nicht mehr so launisch und weiß viel besser, was ich will und was gut für mich ist. Außerdem schlafe ich gut und wache morgens auch nicht mehr mit verquollenem Gesicht auf. Ich sag's jedem weiter: Welleat ist suuuuper.
Viele Grüße, Franziska

• •

Hallo, ihr da draußen,
ich will auch mal meine Erfahrungen mitteilen. Habe ich noch nie gemacht, aber schaden kann es ja nicht. Seit vielen Jahren leide ich an Depressionen, sodass mir leider oft der Antrieb fehlt, etwas Neues zu beginnen. Von dem Welleat-Konzept habe ich schon vor einiger Zeit gelesen, aber bislang nie den Schwung gehabt, es auszuprobieren. Ich habe dann aber doch endlich einen Termin bei Frau Sautter ausgemacht. Und ich kann nur sagen: Es hat sich für mich total gelohnt! Ihr Konzept hat mich so überzeugt, dass ich

mich an ihre Ernährungsanweisungen gehalten habe. Ich habe meine Essensgewohnheiten geändert – ich plane jetzt mein Essen und kombiniere es mit Eiweißlingen und Omega-3-Kapseln. Seit einigen Tagen fühle ich mich wie aus einem Winterschlaf erwacht. Die Müdigkeitsattacken sind vorbei, ich bin beweglicher im Kopf, und auch mein Körper ist wacher. Und so ganz nebenbei habe ich 1 Kilo pro Woche abgenommen – und das, ohne Sport zu treiben. Kochen macht mir wieder Spaß, und ich freue mich wieder am Leben. Eine tolle Erfahrung, die ich machen durfte – ich kann Welleat nur weiterempfehlen! Ich wünsche allen viel Erfolg. Nicht aufgeben, es lohnt sich!

· ·

Hallo, ihr alle zusammen,
wollte Euch mitteilen, dass ich die ersten Auswirkungen des Welleat-Konzepts gleich schon am Anfang zu spüren bekam. Ich wollte es nicht glauben, aber mir geht es wirklich besser. Ich hatte in der Früh immer Probleme, aus dem Bett zu kommen. Seitdem ich nach dem Welleat-Konzept esse, fällt mir das Aufstehen leicht, und ich bin auch tagsüber nicht mehr so lustlos und mies gelaunt. Ich habe abends immer schlechte Kohlenhydrate in mich reingestopft, aber die Zeiten sind jetzt vorbei. Nun bin ich schon 1 Jahr »Welleater« – und das bleibe ich auch!
Mein Resümee: Meine 12 Kilo Übergewicht haben sich in Luft aufgelöst – ich fühle mich wie neu geboren: Ich mache Sport und bin viel energiegeladener als vorher. Essen macht mir jetzt richtig Spaß. Und besonders wichtig für mich: Morgens kann ich jetzt super gut aufstehen. Danke Nicola!
Liebe Grüße, Diana

· ·

Hallo »Welleater«,
ich selbst hatte starkes Übergewicht (131 Kilo bei 187 cm Körpergröße) und war ein Bewegungsmuffel.

Meine jüngste Tochter hat leider auch Übergewicht. Jedoch hat die Ernährungsumstellung mithilfe des Welleat-Konzepts schon nach 3 Wochen erste Erfolge bei der ganzen Familie gezeigt. Persönlich war ich immer ein Gegner von Diäten, aber vom Welleat-Konzept bin ich voll überzeugt. Inzwischen ernähren wir uns schon 1 Jahr nach Welleat – und in Kombination mit regelmäßiger Bewegung (ich mache gern Nordic Walking) konnte ich bis dato 35 Kilo an Gewicht verlieren! Welleat hat mich und meine ganze Familie positiv verändert. Wir lieben es, miteinander zu essen. Wir haben verstanden, wie wir uns satt und schlank essen können. Danke Nicola!
Einen schönen Tag wünscht Euch
Michaela

· ·

Hallo an alle!
Ich möchte hier meine Erfahrung mit Welleat und Diabetes Typ 1 abgeben. Ich bin »Welleater« seit 9 Monaten und habe bisher 9 Kilo (!) abgenommen. Davon hätte ich nicht zu träumen gewagt, weil für mich Abnehmen immer mit Hunger in Verbindung stand. Aber die Mahlzeiten machen gut satt, sodass ich auch zwischendurch keinen Hunger mehr habe. Erst kurz vor der nächsten Mahlzeit, und dann gibt es ja wieder was Leckeres. Ich fühle mich satt und wohl und freue mich riesig, wenn ich trotzdem am nächsten Tag etwas weniger wiege. Das sind wirklich ganz neue Erfahrungen! Und das Beste: Ich brauche nur noch ein Drittel meiner anfänglichen täglichen Insulindosis! Denn nicht nur, dass ich weniger spritzen muss, weil ich weniger Kohlenhydrate esse, sondern die Verwertung des Insulins ist um einiges gestiegen. Vielen Dank, Frau Sautter, dass Sie mir zu einem besseren Lebensgefühl verholfen haben!
Herzliche Grüße, Stephanie

Die Nahrungsbausteine: Was der Körper braucht

Gesund und mit gutem Gewissen genießen können – das setzt voraus zu wissen, welche Nährstoffe den Wert unserer Nahrung ausmachen und welche vielfältigen Aufgaben sie in unserem Körper übernehmen: ob als Baumaterial und Energielieferant, zur Informationsübermittlung oder zum Schutz und Aufbau des Immunsystems. Die drei wichtigsten Nahrungsbausteine, die sogenannten Makronährstoffe, sind Kohlenhydrate, Eiweiße und Fette. Wie für ein Auto Benzin und Motoröl, sind diese drei Nährstoffgruppen für unseren Körper die Kraftstoffe, die ihn mit der nötigen Energie versorgen. Zusammen mit Vitaminen, Mineral- und Bioaktivstoffen sowie Spurenelementen sind sie der Sprit, der die 70 Billionen Zellen des Körpers am Laufen hält und erneuert. Diese winzigen Moleküle regieren über Schlappsein und Wohlbefinden, Gedächtnis und hormonelles Gleichgewicht. Nur wenn sie richtig kombiniert werden, kann sich ihre Wirkung optimal entfalten. Unser Organismus kann keinen dieser Nahrungsbausteine entbehren, sie sind also alle wichtig. Im Folgenden werden Kohlenhydrate, Eiweiße und Fette kurz charakterisiert, und Sie erfahren, welchen Einfluss diese Makronährstoffe auf unsere Gesundheit und unser Wohlbefinden haben.

Kohlenhydrate – pure Energie

Kohlenhydrate stellen die nötige Energie bereit, die unser Gehirn und unsere Muskeln auf Trab hält. Sie sind als Zucker oder Stärke (das sind lange Ketten aus Zuckermolekülen) in unseren Lebensmitteln enthalten. Alle Kohlenhydrate werden beim Verdauen in ihre Grundbausteine, die Einfachzucker, zerlegt.

Bei manchen Kohlenhydraten geschieht dies sofort beim Verzehr, bei anderen erst in der Leber – je nach ihrem molekularen Aufbau. Diese Grundbausteine finden sich in unserer Nahrung in dreierlei Form:

- Glukose (besser bekannt als Traubenzucker) kommt in Getreide, Brot, Teigwaren, Gemüse und Stärke vor.
- Fruktose kommt im Obst als Fruchtzucker vor.
- Galaktose ist Bestandteil des Milchzuckers und findet sich in Milch und Milchprodukten.

Wir müssen Kohlenhydrate vor allem deshalb essen, weil unser Gehirn kontinuierlich mit Zucker versorgt werden muss, um auf Hochtouren zu laufen. Wenn wir allerdings zu viele bzw. die falschen Kohlenhydrate essen, werden die überschüssigen Kohlenhydrate zwar von den Körperzellen ebenfalls verwertet, aber dieses Zuviel an Energie wird unter anderem unter

Gute und schlechte Kohlenhydrate

Gute Kohlenhydrate sind in Obst, Gemüse, Salat und Hülsenfrüchten enthalten. Auch Vollkornprodukte sollten regelmäßig auf den Tisch kommen. *Zu den schlechten Kohlenhydraten* gehören Chips, Pommes und Kroketten. Aber auch raffiniertes Getreide und alle Produkte, die daraus hergestellt werden (Brot, Nudeln, Kuchen usw.), geschälter Reis, Kartoffeln, Trockenobst, Fruchtsäfte und Alkohol zählen dazu.

Mithilfe von Insulin (das ist das Hormon, das für die Regulierung des Blutzuckerspiegels verantwortlich ist) als Fett in die Fettdepots eingelagert. Deshalb müssen wir vor allem gute Kohlenhydrate zu uns nehmen. Denn diese spenden wertvolle Energie, schlechte Kohlenhydrate hingegen machen uns müde, dick und krank. Aber wie unterscheidet man gute von schlechten Kohlenhydraten? Mithilfe des Blutzuckerindex, der auch glykämischer Index genannt wird. Er bezeichnet die Aufnahmegeschwindigkeit der Kohlenhydrate in den Blutkreislauf, gibt also Aufschluss darüber, wie schnell oder langsam die Kohlenhydrate in Einfachzucker zerlegt werden und dann in den Blutkreislauf gelangen. Gute Kohlenhydrate haben einen niedrigen Blutzuckerindex. Sie werden nur langsam zu einfachem Zucker verstoffwechselt und gelangen daher auch nur langsam ins Blut. Daraus resultiert ein geringer Anstieg des Blutzuckerspiegels, bzw. der Spiegel bleibt konstant, weshalb wiederum nur wenig Insulin ausgeschüttet wird. Schlechte Kohlenhydrate haben einen hohen Blutzuckerindex. Der Zucker gelangt extrem schnell ins Blut, was den Blutzuckerspiegel sprunghaft ansteigen lässt und eine massive Insulinausschüttung zur Folge hat – und das führt langfristig zu den oben geschilderten Symptomen.

DIE BESTEN KOHLENHYDRATE AUF EINEN BLICK

Folgende Lebensmittel sollten Sie häufig auf Ihren Teller bringen, um eine ausreichende und kontinuierliche Versorgung des Körpers mit guten Kohlenhydraten zu gewährleisten:

1. Hülsenfrüchte

Welche Hülsenfrüchte Sie zu Ihrer Lieblingssorte auswählen, ist egal, denn alle zeichnen sich durch einen hohen Gehalt an Kohlenhydraten, Ballaststoffen und wertvollem Eiweiß aus. Deshalb schmecken Kichererbsen, Linsen und Co. nicht nur köstlich, sondern machen lange satt und aufgrund einer mäßigen Insulinausschüttung während der Verdauung auch nicht dick. Außerdem versorgen sie uns mit zahlreichen Vitaminen und Mineralstoffen.

2. Vollkornprodukte und -mehl

Was macht den Vorteil von Vollkornprodukten aus? Sie werden aus naturbelassenem Getreide hergestellt und enthalten deshalb noch alle wertvollen Inhaltsstoffe des vollen Korns – vor allem wertvolle Kohlenhydrate, Mineralstoffe und reichlich Faseranteile, die sogenannten Ballaststoffe. Je höher der Faseranteil, desto langsamer geht der abgebaute Zucker ins Blut. Außerdem sind Vollkornprodukte reich an stoffwechselaktiven Vitaminen und Mineralstoffen, die Knochen und Muskeln stärken. Wer noch nie Vollkornmehl verwendet hat, sondern bislang nur das gängige Weizenmehl Type 405 kennt, dem empfehle ich, einmal das Mehl Type 1050 auszuprobieren. Das ist nicht so stark ausgemahlen, aber auch nicht so »kernig« wie reines Vollkornmehl.

3. Obst, Gemüse und Salat

Obst ist in seiner natürlichen Form Fruchtsäften immer vorzuziehen, da Obstsäften die Faserstoffe fehlen. Sie werden deshalb sofort in Zucker umgewandelt und können ungebremst ins Blut rauschen. Auch sollte Gemüse in seiner ganzen farblichen Pracht und Bandbreite Ihren täglichen Speiseplan bereichern, sei es roh oder gegart. Guten Gewissens können Sie bei allen Salaten zugreifen – solange sie nicht abends gegessen werden, denn das belastet die Verdauung zu sehr. Dasselbe gilt übrigens auch für rohes Obst und Gemüse. Idealerweise sollten Sie beim Obst- und Gemüsekauf heimische, saisonale (Bio-) Produkte wählen, weil diese reif geerntet werden und nicht auf langen Transportwegen »nachreifen« müssen. Sie schmecken daher viel aromatischer und enthalten auch noch den Großteil ihrer Nährstoffe.

Eiweiße – Baustoffe des Lebens

Eiweiße (auch Proteine genannt) kommen in unserem Körper in größeren Mengen vor als jede andere Substanz, sieht man einmal von Wasser ab. Die Hälfte der Körpertrockenmasse besteht aus Eiweiß; dazu zählen Muskeln, Haut, Haare, Augen und Nägel. Daneben sind Eiweiße Bestandteile von Hormonen und Antikörpern. Keine andere Nährstoffgruppe ist bei der Produktion so vieler lebenswichtiger Stoffe beteiligt!

WAS GENAU SIND PROTEINE?

Protein ist eine Sammelbezeichnung für die in der Natur vorkommende Vielfalt an Eiweißen, die wiederum auf verschiedenste Weise aus Ketten von Aminosäuren gebildet werden. Aminosäuren sind also die Eiweißbausteine. Als Kettenmitglieder stehen 20 verschiedene Aminosäuren zur Verfügung. Je nachdem, in welcher Reihenfolge sie angeordnet sind, kommt das Protein als Hormon, Enzym oder als Fingernagel zum Einsatz. Die Baupläne für die einzelnen Eiweiße sind in unserer Erbsubstanz festgelegt.

LEICHT UND SCHWER VERWERTBARE EIWEISSE: DER UNTERSCHIED MACHT'S

Als qualitativ hochwertig gelten Proteine, wenn sie von hoher biologischer Wertigkeit sind, d. h., besonders viele essenzielle Aminosäuren haben. Das sind Aminosäuren, die der Körper selbst nicht aufbauen kann. Dabei schneiden tierische Eiweiße beträchtlich besser ab als pflanzliche Eiweiße, denn diese werden aufgrund der ebenfalls in den pflanzlichen Lebensmitteln enthaltenen Faserstoffe (Ballaststoffe) wesentlich uneffektiver verdaut. Deshalb müssen Vegetarier letztlich eine größere Menge an Eiweißen zu sich nehmen, um ihren täglichen Bedarf zu decken. Vorsicht ist leider manchmal beim Genuss von Milchprodukten geboten: Viele Menschen leiden an einer Milcheiweiß-Unverträglichkeit, ohne es zu wissen.

Als Symptome dafür gelten z. B. Bauchschmerzen, Blähungen und Müdigkeit. In diesem Fall sind Soja-, Schaf- und Ziegenprodukte der beste Ersatz.

DER KÖRPER BRAUCHT DIE RICHTIGE MENGE AN EIWEISS

Um einem Mangel vorzubeugen, müssen wir unserem Körper täglich eine gewisse Menge an (den richtigen) Eiweißen zuführen. Tun wir das nicht, hat das fatale Folgen: Der Körper holt sich das fehlende Eiweiß aus den Muskeln und füllt die Lücken mit Fett auf – wir verfetten. Beim Abbau von Eiweiß im Körper wird außerdem das Hormon Glukagon ausgeschüttet, der Gegenspieler des Insulins. Glukagon ist in der Lage, Fett abzubauen. Essen wir nun zu wenig Eiweiß, haben wir automatisch einen erhöhten Insulinspiegel. Langfristig kommt es so zu negativen Auswirkungen wie Gewichtszunahme und Diabetes. Aber nicht nur die Menge, auch die Eiweißqualität ist wichtig: So sollte jede Mahlzeit gute, fettarme Eiweiße enthalten, um Insulin und Glukagon im Gleichgewicht zu halten.

Gute und schlechte Eiweißlieferanten

Gute Eiweißlieferanten sind mageres Geflügel (ohne Haut, denn diese ist relativ fett) und mageres Fleisch, magerer Schinken sowie Fisch (z. B. Lachs und Thunfisch). Daneben liefern Eier, fettarme Milchprodukte und Sojaprodukte wertvolles Eiweiß.

Schlechte Eiweißlieferanten sind fettes rotes Fleisch, Innereien und Wurst. Sie enthalten zwar Eiweiß, daneben aber auch viel und oft gesättigtes Fett. Diese Lebensmittel sollten nur selten bei Ihnen auf den Tisch kommen.

WELCHE EIWEISSE NÜTZEN?

Wie bereits erwähnt, ist es von entscheidender Bedeutung, dass wir unserem Körper vor allem hochwertige Eiweiße mit der Nahrung zuführen. Folgende Eiweißlieferanten gehören zu meinen Favoriten, denn sie schmecken nicht nur gut, sondern tragen auch wesentlich dazu bei, dass wir uns gesund und fit fühlen.

1. Fisch

Munter wie ein Fisch im Wasser – wer möchte sich nicht so fühlen? Einen ersten Schritt in diese Richtung machen Sie, wenn Sie zwei- bis dreimal pro Woche Fisch auf den Tisch zu bringen. Dabei gilt die Devise: Je fetter, desto besser, da fetter Fisch wie Lachs, Makrele und Thunfisch uns neben hochwertigem Eiweiß mit den wertvollen Omega-3-Fettsäuren sowie Jod und Selen versorgt.

2. Fleisch

Fleisch ist besser als sein Ruf! Es kann ein wertvolles Lebensmittel sein, wenn man folgende Regeln beachtet: Anders als beim Fisch sollten Sie vor allem fettarmes Fleisch und Geflügel regelmäßig in Ihren Speiseplan einbauen. Dieses ist reich an Eiweiß, wird vom Körper leicht aufgenommen und bildet kaum Säuren. Zu den wichtigsten Vertretern zählen Hähnchen und Pute, deren zartes Fleisch zudem ein hervorragender Lieferant für Eisen, Magnesium, Zink und B-Vitamine ist. Aber auch andere Fleischsorten dürfen Sie ab und zu genießen. Und letztlich kommt es immer auf die Mengen an, in denen Sie Fleisch zu sich nehmen. Es gilt: regelmäßig, aber mäßig genießen. Drei- bis viermal pro Woche dürfen Sie Fleisch ruhig essen. Als Faustformel für die Fleischmenge pro Person und Mahlzeit sollten Sie sich merken: Männer 130 bis 160 g, Frauen 120 bis 150 g und Kinder bis 100 g. Oder noch einfacher: Die eigene Handfläche in Größe und Dicke entspricht der Menge an Fleisch, die bei einer Mahlzeit verstoffwechselt werden kann. Und

wenn Sie noch dazu heimisches Bio-Fleisch essen, tun Sie nicht nur Ihrem Körper etwas Gutes, sondern leisten auch einen ökologischen Beitrag. Weniger günstig hingegen sind fettreiches rotes Fleisch sowie gepökelte Fleisch- und Wurstwaren. Letztere enthalten Nitritsalz, aus dem im Körper krebserregende Nitrosamine gebildet werden. Generell sollten Sie bei Wurstwaren kritisch hinschauen, denn diese enthalten oft sehr viele versteckte Fette, darunter vor allem gesättigte Fette.

3. Milchprodukte

Auch Milchprodukte sind sehr gute Eiweißlieferanten und versorgen uns zudem mit reichlich Kalzium, das unsere Knochen festigt – sie sollten daher täglich auf dem Speiseplan stehen. Kaufen Sie am besten fett- und zuckerarme Bio-Produkte. Besonders zu empfehlen sind fermentierte Produkte wie Joghurt oder Buttermilch: Sie enthalten lebende Kulturen (Probiotika und Präbiotika), die Krankheitserreger im Darm unterdrücken und das Wachstum wichtiger Darmbakterien fördern. Davon profitiert nicht nur der Darm selbst, sondern auch die Gesundheit allgemein.

4. Sojaprodukte

Die Sojabohne ist eine echte Mini-Schatzkammer voller wertvoller Inhaltsstoffe: Beachtlich ist vor allem ihr hoher Anteil an hochwertigem Eiweiß, aber auch ihr Kalziumgehalt sowie ihr vielseitiges Vitaminangebot können sich sehen lassen. Zudem ist Soja sehr gut verträglich. Das macht die aus der Bohne hergestellten Produkte zu einem idealen Ersatz für alle, die keine Kuhmilch vertragen. Zu der breiten Palette an Sojaprodukten zählen unter anderem Milch, Joghurt, Pudding, Sahne und Tofu. Männer und Kinder sollten jedoch nicht zu viel Sojaprodukte zu sich nehmen, denn die enthaltenen Phytosterine können sich, im Übermaß genossen, negativ auf den Hormonhaushalt auswirken.

Fette – unterschätzte Talente

In unserem Körper stecken rund 15 Prozent Fett, bei Frauen etwa 5 Prozent mehr als bei Männern. Fett erfüllt eine ganze Reihe wichtiger Aufgaben: Fett ist der beste Energiespeicher. Es hält warm und unsere inneren Organe an ihrem Platz. Fett wirkt als Schutzpolster, z. B. an Ferse und Gesäß, und lässt uns in Notzeiten überleben. Zellmembranen werden aus Fett gebildet. Fett ist der wichtigste Baustein des Gehirns und der Nerven und ist für die Bildung guter Eicosanoide verantwortlich, der Gewebshormone, die unseren gesamten Hormonhaushalt steuern. Der Körper benötigt Fett, um fettlösliche Vitamine verwerten zu können. Und nicht zuletzt ist Fett ein wichtiger Geschmacksträger.

FETT IST NICHT GLEICH FETT

Unsere Nahrungsfette bestehen zu 95 Prozent aus Fettsäuren. Es gibt drei Arten von Fettsäuren:

- Gesättigte Fettsäuren sind Säuren, die mit Wasserstoff gesättigt sind. Sie sind träge, gehen keine Verbindung ein und landen als Pölsterchen auf den Hüften. Gesättigte Fette sind bei Zimmertemperatur gehärtet und finden sich vor allem in tierischen Lebensmitteln (z. B. Butter, fetter Käse und Wurst).
- Einfach ungesättigte Fettsäuren enthalten chemisch gesehen eine Doppelbindung. Das macht sie beweglicher und bewirkt, dass sie bei Zimmertemperatur flüssig sind. Sie findet man in größeren Mengen z. B. in Olivenöl.
- Mehrfach ungesättigte Fettsäuren haben mehrere Doppelbindungen, was dazu führt, dass sie immer in flüssiger Form vorliegen. Eine besondere Rolle spielen die essenziellen Fettsäuren. Das sind Fettsäuren, die der Körper für viele Stoffwechselfunktionen benötigt, aber nicht selbst herstellen kann. Zu den wichtigsten Vertretern dieser Gruppe zählen die Omega-3-Fettsäuren (siehe Infokasten).

FETTE UND DER BLUTZUCKERSPIEGEL

Fette haben zwar keine unmittelbare, wohl aber eine indirekte Wirkung auf die Ausschüttung von Insulin und Glukagon, also auf den Blutzuckerspiegel: Gute Fette verzögern nämlich die Entleerung des Magens und verlangsamen so die Aufnahme von Kohlenhydraten in den Blutkreislauf. Verzehren wir zu Brot, Nudeln oder anderen kohlenhydratreichen Nahrungsmitteln Lebensmittel, die gutes Fett liefern (z. B. Avocados, Fisch oder Olivenöl), können wir dadurch die Aufnahmegeschwindigkeit des Zuckers ins Blut etwas drosseln. Dementsprechend wird auch das Insulin nicht so schnell aus der Bauchspeicheldrüse ausgeschüttet, was wiederum den Blutzuckerspiegel konstant hält.

Omega-3-Fettsäuren – wahre Alleskönner

Unverzichtbar für unseren Körper sind vor allem die essenziellen Omega-3-Fettsäuren. Diese mehrfach ungesättigten Fettsäuren leisten in vielerlei Hinsicht wertvolle Dienste:

- *Sie machen die Zellmembranen dünn und elastisch – dadurch ist ein optimaler Stoffwechsel gewährleistet.*
- *Sie halten unser Gehirn auf Trab.*
- *Sie wirken blutdrucksenkend und verbessern die Fließeigenschaften des Bluts, was das Risiko von Herz-Kreislauf-Erkrankungen reduzieren hilft.*
- *Sie sind der Grundbaustein für gute Eicosanoide, die Entzündungsprozesse hemmen und dadurch die Durchblutung fördern.*
- *Sie reduzieren die Bildung von Arachidonsäure, die zu Entzündungen führt.*

Gute und schlechte Fette

Gute Fette sind all jene, die in größeren Mengen einfach oder mehrfach ungesättigte Fettsäuren enthalten. In unserer Nahrung kommen sie z. B. in Speiseölen wie Oliven-, Raps- oder Sesamöl sowie in Nüssen und Kernen vor. Gute Fette sorgen für einen optimalen Stoffwechsel – deshalb sollten sie neben guten Kohlenhydraten und Eiweißen Bestandteil jeder Mahlzeit sein.

Schlechte Fette setzen sich größtenteils aus gesättigten Fettsäuren zusammen. Sie sind vor allem in tierischen Lebensmitteln wie Sahne, Butter, Rahmkäse und fettem rotem Fleisch enthalten. Schlechte Fette behindern den Stoffwechsel und fördern die Bildung schlechter Eicosanoide, die diesen Effekt noch verstärken.

FETT MACHT NICHT AUTOMATISCH FETT

Lange Zeit war Fett völlig verpönt. Je weniger, desto besser, lautete die Devise, und fettreduzierte Lebensmittel galten als besonders gesund. Mittlerweile hat die Wissenschaft diesen Irrglauben widerlegt. Man schaut nun genauer hin und differenziert die Fette nach ihrem Aufbau und ihren Eigenschaften. Sie tun Ihrem Körper etwas Gutes, wenn Sie folgende Fette als feste Größe in Ihre tägliche Ernährung einbauen:

1. Speiseöle und -fette

Ebenso wie ein Auto Motoröl benötigt, so braucht unser Körper bestimmte »Schmierstoffe«, um optimal zu funktionieren. Allerdings ist nicht jedes Speiseöl oder -fett empfehlenswert. Sie sollten unbedingt darauf achten, dass die Produkte einen hohen Anteil an guten (also einfach und mehrfach ungesättigten) Fett-

säuren haben. Zu den hochwertigen Vertretern gehören vor allem Oliven- und Rapsöl, aber auch Kokosfett, sofern man es in Bio-Qualität kauft. Letzteres verwende ich besonders gern zum Backen und Braten – aber natürlich können auch andere Fette und Öle hoch erhitzt werden. Dabei ist jedoch generell Vorsicht geboten: Jedes Öl hat einen sogenannten Rauchpunkt, das ist die Temperatur, bei der das Öl beim Erhitzen zu rauchen beginnt. Diese sollte auf keinen Fall überschritten werden, da sonst gesundheitsschädliche Stoffe entstehen. Zu meinen Favoriten zählt außerdem Sesamöl, weil es nicht nur gesund und mild im Geschmack ist, sondern auch kaum ranzig wird. Bei der Herstellung von Speiseölen gibt es unterschiedliche Verfahren. Es lohnt sich, bevorzugt kalt gepresste Öle zu verwenden. Sie sind zwar etwas teurer, aber ihren Preis wert, denn sie enthalten noch alle wertvollen Inhaltsstoffe und Aromen. Wer sich zusätzlich etwas Gutes tun will, dem empfehle ich Krillöl als Nahrungsergänzung: Es wird aus Kleinkrebsen, den sogenannten Krill, gewonnen und enthält große Mengen an zellschützenden, entzündungshemmenden Omega-3-Fettsäuren, Phospholipiden (sorgen für einen guten Fettstoffwechsel) und Astaxanthin (natürliches Anti-Aging-Mittel).

2. Nüsse und Kerne

Nüsse und Kerne sind kleine Kraftpakete, und gerade ihr Fett ist es, das wahre Wunder in unserem Körper bewirken kann: Dank der reichlich enthaltenen ungesättigten Fettsäuren wirken Nüsse und Kerne wie ein Schutzpanzer für unsere Nerven und bringen unser Gehirn auf Trab. Einige haben auch einen positiven Einfluss auf das Herz, halten die Blutfettwerte und das Cholesterin im Lot. Meine kernigen Lieblinge sind Mandeln und Haselnüsse. Mit ihrem wertvollen Mix aus guten Fetten und Eiweißen sind sie ideal für Müslis. Und auch wenn man ein Konzentrationstief überbrücken will, sind Nüsse und Kerne der beste Snack.

Ernährungsmythen – was wirklich stimmt

Aus meiner Praxiserfahrung weiß ich: Viele denken, sie ernähren sich richtig. Leider ist das nicht immer der Fall. Doch was macht eine gesunde und bewusste Ernährung aus? Einfach ist diese Frage nicht zu beantworten. Fakt ist jedoch, dass zahlreiche Gerüchte rund um gesundes Essen und Abnehmen kursieren. So mancher populäre Spruch ist jedoch fragwürdig oder sogar falsch. Im Folgenden stelle ich Ihnen die aus meiner Sicht schwerwiegendsten Ernährungsirrtümer vor – und entlarve sie:

SALAT MACHT SCHLANK

Diese Aussage ist weder völlig richtig noch völlig falsch, denn es kommt darauf an, zu welcher Tageszeit Sie den Salat essen. Mittags können Sie sich z. B. ruhig einen Salat mit frischem Gemüse, Schafskäse und gerösteten Sonnenblumenkernen gönnen. Abends jedoch sollten Sie die Finger davon lassen, denn dann ist der Magen mit der großen Menge an Rohkost überfordert. Die Folge: Der Salat wird nicht mehr vollständig verdaut, bleibt im Magen und Darm liegen, gärt und bildet Säuren, die wiederum in Fett umgewandelt werden. Menschen, die eine starke Verdauung besitzen, betrifft dieses Problem kaum, aber zu denen zähle ich nicht und Sie wohl auch nicht, sonst hätten Sie mein Buch nicht in der Hand.

FRÜHSTÜCKEN IST NICHT WICHTIG

Zahlreiche Studien belegen, dass Menschen, die nicht frühstücken, ein erhöhtes Risiko für Übergewicht haben. Wer morgens regelmäßig ohne zu essen aus dem Haus geht, bekommt über kurz oder lang Heißhunger, der dann – weil es schnell gehen muss – mit dem nächstbesten Snack, der zur Stelle ist, gestillt wird. Oft handelt es sich dabei um Schokoriegel, süße Teilchen o. Ä. Und selbst wer lange ohne Essen durchhält: Spätestens abends wird das Kalorienkonto wieder aufgefüllt, und dann läuft man Gefahr, mehr zu sich zu nehmen, als man tatsächlich benötigt. Das führt mittelfristig zu den lästigen Pfunden an Hüfte und Bauch. Von 100 Übergewichtigen aus meiner Praxis haben nur drei gefrühstückt!
Noch ein Argument spricht für ein ausgewogenes Frühstück: Wenn man sich morgens mit dem richtigen Mix aus guten Kohlenhydraten, Eiweißen und Fetten stärkt, werden die über Nacht geleerten Energiespeicher wieder aufgefüllt. Man startet mit Power in den Tag, kann sich besser konzentrieren und rutscht nicht so schnell in ein Leistungstief.

ES IST EGAL, WANN WIR ABENDS ESSEN

Wundern Sie sich auch, warum Sie morgens trotz 7 bis 8 Stunden Schlaf schlecht aus dem Bett kommen, müde und gerädert sind und geschwollene Augen haben? Dann überlegen Sie einmal, wann Sie abends in der Regel essen! Nicht nur ich selbst, sondern auch viele meiner Patienten haben die Erfahrung gemacht: Wird vor 19 Uhr zu Abend gegessen, fühlt man sich am nächsten Morgen wesentlich fitter, hat mehr Elan, und sein Spiegelbild dankt es einem auch. Dafür gibt es eine simple Erklärung: Wenn man den Magen so spät mit Essen belastet, kommt die Verdauung nicht mehr richtig in Gang. Das Essen bleibt liegen, gärt, es werden Säuren gebildet und diese werden in Fett umgewandelt. Da ist es fast schon ein Wunder, wenn man trotzdem selig schlummert. Und tatsächlich schlafen viele nachts schlecht, ohne zu ahnen, dass die Ursache das späte Abendbrot ist.

EGAL, WAS MAN ISST, MAN MUSS NUR MEHR KALORIEN VERBRENNEN, ALS MAN AUFNIMMT

Diese Aussage mag wohl stimmen, wenn es lediglich darum geht, wie man sein Gewicht halten kann. Aber was ist mit dem Wohlbefinden und der Gesundheit? Die können dabei ganz schnell auf der Strecke bleiben: Denn wenn man beispielsweise am Tag zwar nur 1500 kcal zu sich nimmt, diese aber ausschließlich aus Schokolade stammen, dann tut man seinem Körper nicht wirklich etwas Gutes. Es fehlen ihm dann die nötigen Nährstoffe, die für gute Laune sowie geistige und körperliche Kraft sorgen. Die Konsequenz: Man fühlt sich einfach nicht wohl. Solche Ratschläge finde ich daher höchst fragwürdig und denke, dass sie für niemanden, der sich gesund und bewusst ernähren möchte, hilfreich sind. Wer die Zeit hat, jeden Tag 1 Stunde Sport zu treiben, der kann in der Tat fast alles essen, was er will. Wer dazu aber auch geistig fit und leistungsfähig sein möchte, der benötigt eine ausgewogene Ernährung, die schmeckt und glücklich macht.

LASST KINDER EINFACH ESSEN – SIE WISSEN SCHON, WAS SIE BRAUCHEN

Prinzipiell stimme ich diesem Ausspruch zu. Nur: Es kommt auf das Angebot an. Kinder kommen mit einem unverdorbenen Geschmackssinn auf die Welt. Es sind wir Erwachsenen, die den Geschmackssinn der Kleinen prägen, denn wir haben in der Hand, was wir unseren Kindern zum Essen geben oder nicht, welche Lebensmittel unsere Kinder kennen- und lieben lernen. Es geht nicht nur uns Erwachsenen so – auch die Kleinsten werden immer und überall mit Verlockungen, vor allem süßer Art, konfrontiert. Und so werden die Geschmacksnerven der Kinder oft viel zu früh durch aromatisierte, zu süße und zu fette Lebensmittel verdorben, gerade auch durch Lebensmittel, die speziell für Kinder produziert werden und sich »gesund« schimpfen. Und nicht immer sind wir zur Stelle, um zu beeinflussen, dass sie sich statt für Lutscher, Schokolade und süße Joghurts für frisches Obst oder Vollkornkekse entscheiden. Daher mein Ratschlag: Versuchen Sie, zumindest zu Hause eine abwechslungsreiche Vielfalt guter, hochwertiger und vitaminreicher Lebensmittel auf den Tisch zu bringen. Dann können die Kinder in der Tat selbst aussuchen, was sie essen. Wenn sie aber zwischen Weißmehlbrötchen, fettem Käse oder Wurst, süßen Fruchtjoghurts oder Trinkschokolade auswählen dürfen, dann sage ich klipp und klar: Nein, die Aussage, lasst Kinder einfach essen, was sie wollen, ist nicht richtig.

ESSEN SIE NUR, WENN SIE HUNGRIG SIND

Generell ist dieser Ratschlag schon richtig. Das Problem dabei ist nur, dass Sie nicht warten sollen, bis Sie hungrig sind, um dann zu überlegen, was Sie essen könnten. Denn dann passiert genau das, was man vermeiden sollte: Man ist schon im Unterzucker und greift daher zielsicher zu Nahrungsmitteln, die schnellen Zucker liefern, wie Schokolade, Schokoriegel oder süße Teilchen. Das hat die Natur an sich auch geschickt eingerichtet, denn so ist gewährleistet, dass das Gehirn auch schnell wieder neuen Kraftstoff bekommt, um auch weiter auf Hochtouren arbeiten zu können. Nur leider bedient sich nicht nur unser Gehirn an dem Zucker – der Rest landet früher oder später als Polster auf unseren Hüften. Allerdings kann man Mutter Natur ein Schnippchen schlagen, indem man vorausschauend handelt und immer hochwertiges, abwechslungsreiches Essen parat hat. Also lieber ein Lunchpaket fürs Büro packen (Anregungen dazu finden Sie auf den Seiten 108 bis 113). Und zu Hause rechtzeitig mit dem Kochen anfangen, bzw. bei Zeitmangel am Wochenende vorkochen und tiefkühlen. So sind Sie für den großen Hunger gerüstet! Und falls sich nur der kleine Hunger meldet – es gibt auch gesunde, köstliche Snacks, die schnell zur Hand sind (siehe »Für zwischendurch« im 4-Wochen-Plan).

Basislebensmittel der Welleat-Küche

Wie wahrscheinlich jeder andere Mensch auch, habe ich meine Favoriten unter den Lebensmitteln. Diese sind bei mir immer in ausreichender Menge im Kühlschrank oder Vorratsraum zu finden, denn sie sind unersetzlich, wenn man sich nach dem Welleat-Konzept ernähren möchte. Unabhängig davon, bereichern sie aber jeden Speiseplan und wirken positiv auf den Körper. Sei es, weil sie das Gehirn auf Trab und die Gefäße geschmeidig halten, für starke Nerven sorgen, Gerichten den letzten Pfiff verleihen oder einfach köstlich schmecken. Lassen Sie sich inspirieren – ich hoffe, dass das ein oder andere Lebensmittel künftig auch den Weg in Ihren Vorrat findet!

HÜLSENFRÜCHTE

Sie sind fast in Vergessenheit geraten, dabei sind sie so lecker und gesund: Kichererbsen, Linsen, Bohnen und Co. Hülsenfrüchte machen dank ihres hohen Gehalts an Ballaststoffen lang anhaltend satt. Daneben liefern sie reichlich Kohlenhydrate, Mineralstoffe und Vitamine, vor allem der B-Gruppe.

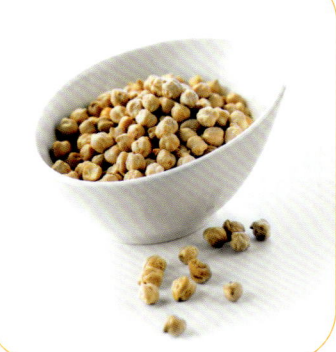

HAFERFLOCKEN

Die Getreideflocken sind der Garant für einen guten, gesunden Start in den Tag, denn sie sind besonders reich an hochwertigem Eiweiß, B-Vitaminen, knochenstärkendem Kalzium und dem Anti-Stress-Mineral Magnesium. Es gibt sie als kernige, zarte oder Schmelzflocken im Handel.

VOLLKORNREIS

oder Naturreis ist die richtige Sorte für Gesundheitsbewusste: Bei ihm werden das Silberhäutchen, das den Kern unter der essbaren Hülse schützt, und der Keim nicht abgeschliffen. So bleiben Vitamine und Mineralstoffe (fast) vollständig erhalten. Zu erkennen ist er ganz einfach an seiner bräunlichen Farbe.

ERDNUSSBUTTER

Ein köstlicher Brotaufstrich für alle, die auf tierisches Fett verzichten wollen. Bitte unbedingt zu Erdnussbutter pur greifen. Anders als der Klassiker aus den USA enthält sie keinen Zucker, liefert dafür aber reichlich Eiweiß, Magnesium und Zink. Erdnuss-Allergiker sollten allerdings die Finger davon lassen!

HIRSE

Die Kombination aus Eisen, Magnesium, B-Vitaminen und lang verfügbaren, also guten Kohlenhydraten macht das bei uns eher noch exotische Getreide zu einem optimalen Lebensmittel. Hirse ist glutenfrei, kann also auch von Menschen, die an Glutenunverträglichkeit (Zöliakie) leiden, gegessen werden.

AVOCADO

Ganz zu Unrecht war die Avocado jahrelang als zu fett verpönt, enthält sie doch wertvolle mehrfach ungesättigte Fettsäuren, die wichtig für Stoffwechsel, Zellwände und letztendlich die Gesundheit sind. Aus demselben Grund sollten auch Nüsse, Kerne und gute Öle so oft wie möglich auf den Tisch kommen.

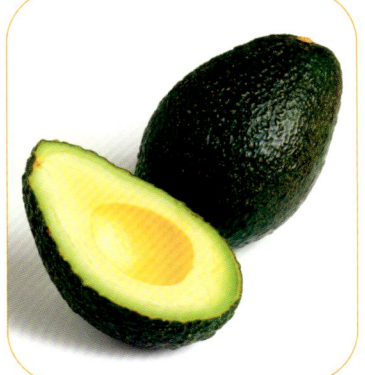

SONNENBLUMENKERNE

Die Kerne sind eine gesunde Knabberei: Ihr hoher Anteil an ungesättigten Fettsäuren stärkt das Herz-Kreislauf-System, die Phytosterine halten den Cholesterinspiegel im Lot, und ihr beträchtlicher Kaliumgehalt hilft, den Blutdruck zu senken. Ganz nebenbei schmecken die Kerne geröstet einfach köstlich.

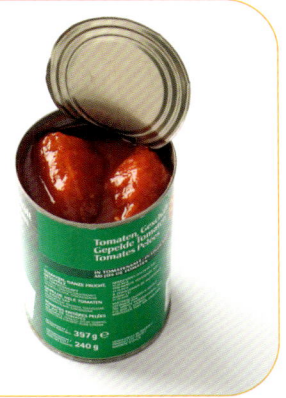

DOSENTOMATEN

Tomaten sind wahre Vitaminbomben – gerade dann, wenn sie aus der Dose kommen. Das Geheimnis: Tomaten für die Dosenverarbeitung wachsen in sonnenreichen Gegenden und werden im vollreifen Zustand geerntet und direkt verarbeitet. So besitzen sie garantiert ihr volles Aroma.

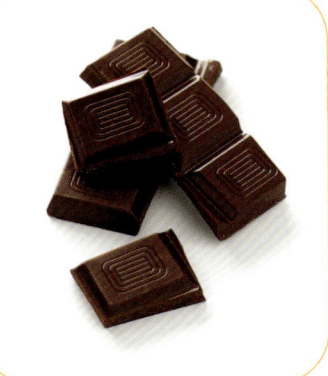

CASHEWKERNE

Die aus Brasilien stammenden Nüsse sind wahre Stresskiller und sorgen mit ihrem optimalen Mix aus Fettsäuren, hochwertigem Eiweiß sowie den Mineralstoffen Magnesium und Kalzium für einen schnellen Energieschub. Cashewkerne schmecken sowohl im Müsli als auch als Zutat für Pfannengerichte.

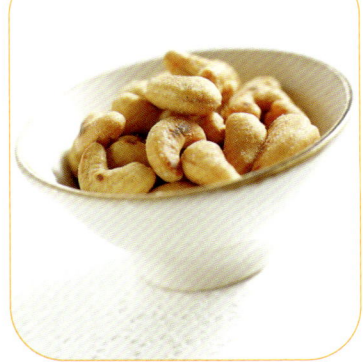

BITTERSCHOKOLADE

Naschen ohne schlechtes Gewissen? Mit dieser Schokolade kein Problem! Dank des hohen Kakaoanteils liefert die Bitterschokolade reichlich sekundäre Pflanzenstoffe (Flavonoide), die sich positiv auf den Blutdruck auswirken. Am besten zu Schokolade mit einem Kakaoanteil von mindestens 70 % greifen.

VOLLKORNNUDELN

Diese Nudeln werden aus dem Mehl der Type 1700 hergestellt, das die Bestandteile des ganzen Korns enthält. Sie schmecken deshalb herzhafter als helle Nudeln, und mit ihrem hohen Ballaststoffgehalt machen sie lang anhaltend satt. Wer es nicht so kernig mag, nimmt Nudeln aus dem Mehl der Type 1050.

REISSIRUP

Der Sirup, der aus dem vollen Reiskorn gewonnen wird, lässt dank seiner komplexen Kohlen-hydrate den Blutzuckerspiegel kaum steigen. Er gilt daher als ideales Süßungsmittel beim Abnehmen und ist auch für Kinder bestens geeignet. Er lässt sich wie Zucker verwenden, süßt allerdings etwas schwächer.

SOJASAHNE

Die pflanzliche Sahne überzeugt im Gegensatz zur Schlagsahne mit einem geringeren Fettgehalt von etwa 17 % (davon über 80 % ungesättigte Fettsäuren) sowie null Cholesterin. Im Vergleich dazu: 100 g klassische Sahne enthalten rund 32 g Fett (größ-tenteils gesättigte Fettsäuren) sowie 102 mg Cholesterin.

GEWÜRZE

sind wahre Wundermittel, sie verwandeln jedes noch so ein-fache Essen in eine kulinarische Köstlichkeit. Die unglaubliche Bandbreite reicht von Klassikern wie Pfeffer, Muskatnuss oder Zimt bis hin zu Exoten wie Kar-damom. Das Beste: Gewürze haben auch positive Eigenschaf-ten auf die Gesundheit.

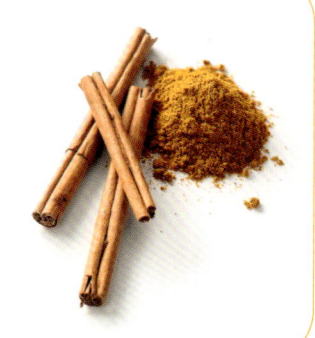

PAPRIKASCHOTEN

Das knackige Gemüse wirkt allein schon durch seine Farben, die kein Sortenmerkmal, son-dern Ausdruck des Reifegrads sind: Grüne Schoten sind unreif, gelbe, orange und rote konnten an der Pflanze reifen. Mit ihrem Mix aus Betacarotin, Vitamin C und E bringt die Paprika das Immunsystem in Höchstform.

THUNFISCH

Thunfisch aus der Dose eignet sich wunderbar für den Vorrat. Aber Achtung: Sie sollten zu Thunfisch greifen, der in Wasser eingelegt ist – bei in Öl eingeleg-tem Fisch ist das verwendete Öl meist nicht hochwertig genug. Außerdem sollten Sie darauf achten, dass der Thunfisch aus kontrolliertem Fischfang stammt.

VOLLKORNMEHL

In diesem Mehl steckt alles Wertvolle, was das Getreidekorn zu bieten hat – denn dadurch, dass das gesamte Korn vermah-len wird, bleiben die gesund-heitsfördernden Ballaststoffe, Vitamine und Mineralstoffe (fast) vollständig erhalten. Vollkorn-mehl hat – anders als herkömm-liches Mehl – keine Typenzahl.

SESAMSAMEN/-MUS

Die kleinen Samen können mit einem gesunden Mix aus unge-sättigten Fettsäuren, Eiweiß, Kalzium und Eisen aufwarten. Idealerweise nimmt man den ovalen, naturbelassenen Bio-Sesam. Köstlich schmecken die Samen auch in Form von Mus (Tahin), das man als Aufstrich oder zum Verfeinern nimmt.

VOLLROHRZUCKER

Der braune Vollrohrzucker wird im Gegensatz zu weißem Zucker nicht raffiniert. Er enthält noch alle ursprünglichen Mineralien, die nötig sind, um den Zucker im Körper vollständig zu verstoffwechseln. Deshalb ist Vollrohrzucker kein Mineralienräuber wie weißer Zucker. Er eignet sich z. B. gut zum Backen.

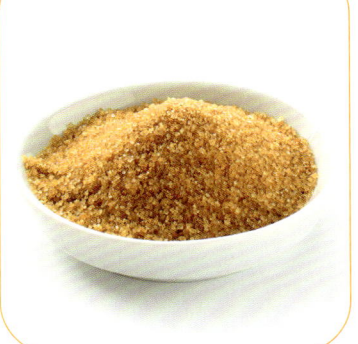

REISMILCH

oder auch Soja- und Hafermilch sind die Alternativen, wenn man keine Kuhmilch verträgt. Warnsignale für eine Unverträglichkeit können Blähungen, Kopfschmerzen, Antriebsschwäche am Morgen, Verdauungsprobleme und Infektanfälligkeit sein. Reismilch ist fettarm und ein guter Eiweißlieferant.

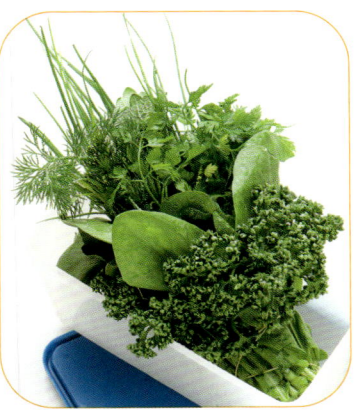

KRÄUTER

Kräuter sind dank ihres unvergleichlichen Aromas bei vielen Gerichten das i-Tüpfelchen. Im Frühling und Sommer sollte man natürlich unbedingt frische Kräuter verwenden, in der kalten Jahreszeit kann man auf getrocknete Varianten, wie z. B. den Klassiker Kräuter der Provence, zurückgreifen.

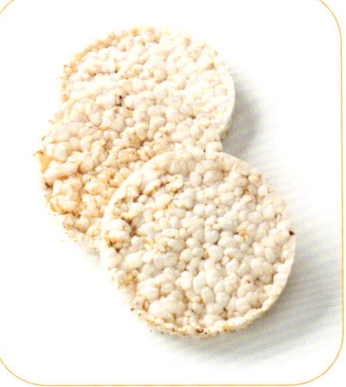

SESAMÖL

Das leicht süßliche Öl ist fast geruchlos und hat aufgrund seines hohen Gehalts an Antioxidanzien eine lange Haltbarkeit. Es eignet sich gut zum Braten, allerdings gilt wie bei allen anderen Ölen auch hier: Es darf beim Erhitzen nicht zu rauchen anfangen, sonst verbrennt es und bildet giftige Transfette.

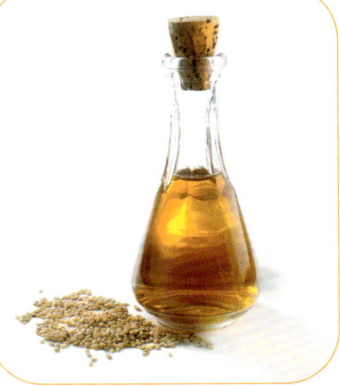

REISWAFFELN

sind der ideale Snack, wenn sich der kleine Hunger meldet: Mit dem fast fett- und zuckerfreien Gebäck lassen sich Hungerattacken wunderbar wegknabbern – egal ob zu Hause, im Büro oder unterwegs. Im Miniaturformat sind die Reiskräcker auch bestens als Knabberei für Kleinkinder geeignet.

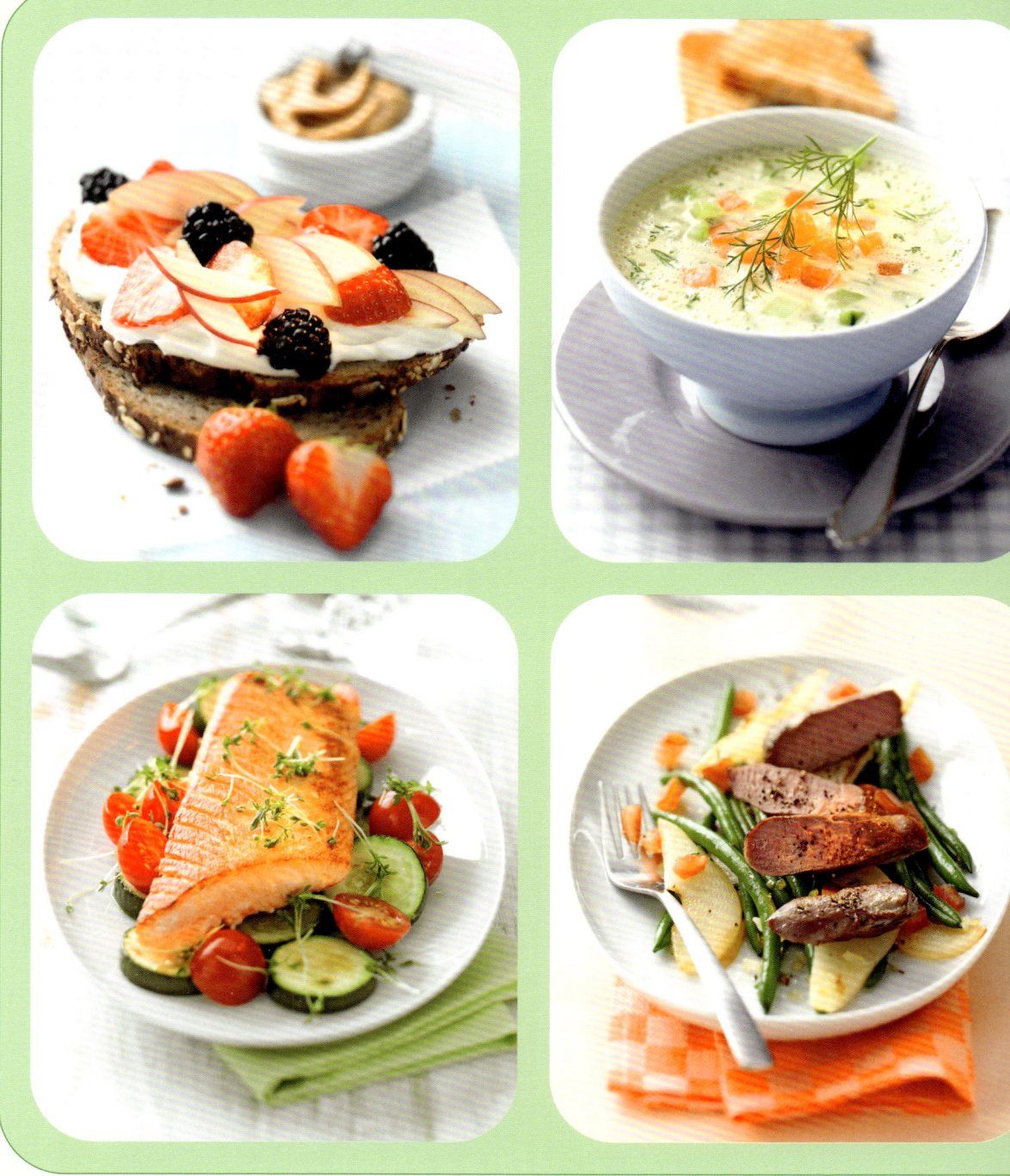

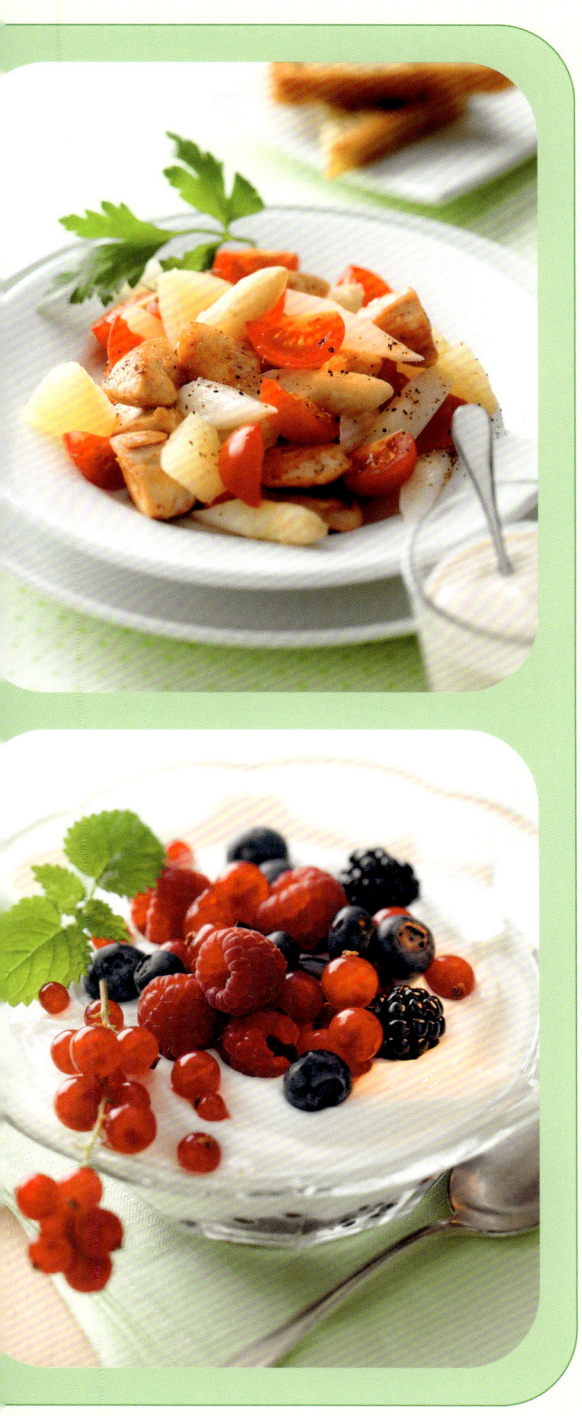

Welleat – der 4-Wochen-Plan

Jetzt ist es so weit: Es stehen 28 Tage vor Ihnen, an denen Sie sich satt essen dürfen und dabei ganz nebenbei das ein oder andere Pfund verlieren werden. Genießen Sie den Welleat-Monat, der Ihnen ein abwechslungsreiches Programm an köstlichen Rezepten bietet. Und das Beste: Sie werden sich garantiert Tag für Tag satt, zufrieden und immer fitter fühlen!

Bevor es losgeht: Was Sie wissen sollten

Gratulation! Den ersten Schritt in ein gesünderes, bewussteres und ausgeglicheneres Leben haben Sie bereits getan: Sie halten dieses Buch in den Händen und planen, sich vier Wochen lang nach meinem Welleat-Plan zu ernähren! Vergessen Sie alles, was Sie je über einseitige, langweilige Diäten gehört haben. Mit dem 4-Wochen-Plan müssen Sie sich weder mit lästigem Kalorienzählen herumplagen, noch müssen Sie fürchten, permanent Hunger zu haben. Im Gegenteil: Sie können sich auf 28 angenehme Tage freuen, in denen Sie neue Erkenntnisse über gesunde und abwechslungsreiche Ernährung gewinnen, den Spaß am Kochen (wieder-)entdecken und fast nebenbei auch das ein oder andere Pfund zu viel verlieren. Und auch wenn Sie gar nicht abnehmen wollen, ist der 4-Wochen-Plan der ideale Einstieg in ein »neues« Leben mit mehr Power und mehr geistiger und körperlicher Kraft. Das Wichtigste ist: Sie müssen eine Veränderung tatsächlich wollen, denn ohne Motivation ist jeder noch so gute Vorsatz zum Scheitern verurteilt.

Aller Anfang ist leicht

Sie sind zwar hoch motiviert, haben aber Angst, dass gerade der Start besonders hart wird? Stimmt nicht! Alle Welleat-Rezepte sind so konzipiert, dass sie ganz einfach zuzubereiten sind und spätestens nach 20 Minuten auf dem Tisch stehen. Zudem machen sie durch die perfekte Kombination aus guten Eiweißen, Kohlenhydraten und Fetten richtig lange satt: Sie fallen garantiert nicht in ein Hungerloch. Und sollte sich doch einmal der kleine Hunger melden, gibt es eine Reihe an köstlichen Snacks, die Sie sich ohne schlechtes Gewissen gönnen dürfen. So bleibt der Genuss garantiert nicht auf der Strecke! Natürlich kann es trotzdem vorkommen, dass Sie etwas frustriert sind, weil sich der Erfolg vielleicht doch nicht so schnell einstellt wie erwünscht. Auf gar keinen Fall sollten Sie dann vorschnell die Flinte ins Korn werfen! Die folgenden Tipps helfen, mit Spaß und Motivation am Ball zu bleiben.

Familie und Freunde mit ins Boot holen

Die Rezepte in diesem 4-Wochen-Plan sind meist für 1 Person ausgelegt. Es spricht jedoch nichts dagegen, dass Sie Ihre Familie oder Freunde dazu bewegen, zusammen mit Ihnen das Welleat-Programm auszuprobieren. Denn erfahrungsgemäß macht es zu zweit oder mehreren doppelt Spaß: Man kann seine Erfahrungen austauschen und sich gegenseitig zum Durchhalten motivieren.

Welleat-Rezepte sind ideal für jeden

Es gibt keine Ausreden – der Welleat-4-Wochen-Plan ist so angelegt, dass ihn jeder durchhalten kann. Die Rezepte sind unkompliziert und lassen sich bestens in den Alltag integrieren. Ein weiteres Plus: Der Plan bietet viele Alternativen für individuelle Vorlieben.

- Sie müssen sich nicht strikt an den Ablauf des 4-Wochen-Plans halten, um erfolgreich zu sein. Ihnen hat das Mittagessen am Mittwoch der ersten Woche besonders gut geschmeckt? Dann kochen Sie es einfach an einem anderen Tag noch mal.

- Die Sonntage haben eine besondere Stellung: Statt Frühstück und Mittagessen gibt es an drei Sonntagen ein spätes Frühstück bzw. Brunch sowie Kuchen als Nachmittagssnack. Auch hier sind Sie flexibel: Wenn Sie sonntags lieber in demselben Rhythmus wie wochentags essen möchten, wählen Sie einfach Rezepte von unter der Woche aus.
- Sie haben sich außerdem vorgenommen, keinen Kuchen zu essen? Dann suchen Sie sich stattdessen einen Alternativsnack von wochentags aus. Es spricht allerdings nichts dagegen, ab und zu Kuchen zu essen, sofern er aus wertvollen Zutaten gebacken ist. Köstliche Kuchenrezepte, die den 4-Wochen-Plan ergänzen, finden Sie auf den Seiten 104 bis 107.

Bewegung ist der halbe Erfolg

Nach dem Motto »In einem bewegten Körper lebt ein bewegter Geist« gilt: Erst die Kombination aus bewusster Ernährung und Bewegung sorgt für einen dauerhaften Erfolg. Achten Sie daher darauf, sich regelmäßig zu bewegen. Das bedeutet nicht, dass Sie nun täglich einen 10-km-Lauf absolvieren müssen. Bewegung lässt sich wunderbar in den Alltag integrieren: Genen Sie in der Mittagspause spazieren, lassen Sie öfter das Auto stehen, und steigen Sie Treppen, statt den Fahrstuhl zu nehmen. Daneben sollten Sie herausfinden, welche Sportart Ihnen am besten liegt, und mindestens drei Mal pro Woche gezielt dafür Zeit in Ihren Tagesablauf einplanen. Sie werden merken, dass es Ihnen in Kürze viel besser geht und überflüssige Pfunde fast von alleine purzeln.

- Wenn Sie eher zu den »Naschkatzen« gehören, dürfen Sie auch ab und zu etwas Süßes essen. So können Sie die Snacks durch eines der Desserts auf den Seiten 102/103 ersetzen. Oder Sie wählen stattdessen eine der folgenden »kleinen Sünden«:
  - 6 Bio-Gummibärchen
  - 1 Rippe Bitterschokolade
  - 1 kleine Handvoll Nüsse, Kerne oder Mandeln
  - 125 g fettarmen Naturjoghurt mit 1 TL Marmelade oder Leinsamen oder frischen Früchten
  - 1 Kaffee oder Espresso, nach Belieben mit Milch und 1/2 TL Zucker, dazu 2 EL Hüttenkäse
- Berufstätige finden im hinteren Teil des Buchs Rezepte, die man gut vorbereiten und problemlos mit an den Arbeitsplatz nehmen kann bzw. die sich auch ganz schnell z.B. im Büro zubereiten lassen (siehe Seiten 108 bis 113). Diese Rezepte können Sie gegen entsprechende Rezepte im 4-Wochen-Plan austauschen.
- Auch Vegetarier kommen nicht zu kurz: Auf den Seiten 96/97 und 100/101 gibt es Rezepte für vegetarische Brotaufstriche und köstliche Gemüsesaucen, die Sie alternativ zu den fleischhaltigen Gerichten zubereiten können.

Und jetzt geht's los

Es liegen nun 28 Welleat-Tage mit lauter leckeren, abwechslungsreichen Gerichten vor Ihnen. Damit der Start perfekt gelingt, sollten Sie als Erstes mit System einkaufen gehen. Nutzen Sie dazu die Einkaufslisten ab Seite 88, und legen Sie sich einen Vorrat mit den Lebensmitteln an, die Sie in den nächsten 4 Wochen oft brauchen werden (siehe Basisliste, Seite 88/89). Jetzt bleibt mir nur noch, Ihnen für die kommenden Wochen viel Spaß beim Kochen und Genießen zu wünschen. Und alle, die auch nach den vier Wochen Welleat in ihr Leben integrieren wollen, finden auf den Seiten 114/115 dazu einige Anregungen.

FRÜHSTÜCK

Vollkornbrot mit Obstquark

Zutaten für 1 Portion

200–300 g Obst der Saison nach Wahl
150 g Magerquark
3 EL Mineralwasser
1 Scheibe Vollkornbrot (60 g)
2 TL Erdnussbutter (ungesüßt)

1 Das Obst je nach Sorte putzen und waschen bzw. schälen, bei Bedarf entkernen oder entsteinen und in kleine Stücke schneiden.

2 Den Quark mit dem Mineralwasser in einem Schälchen cremig rühren.

3 Das Vollkornbrot zuerst mit der Erdnussbutter, dann mit dem Quark bestreichen und das Obst darauf verteilen.

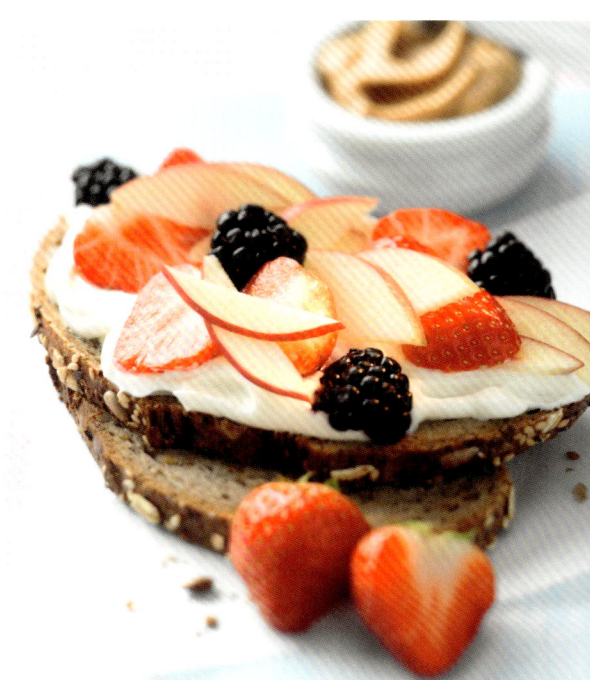

MITTAGESSEN

Lachs mit lauwarmem Belugalinsensalat

Zutaten für 1 Portion

60 g Belugalinsen
2 Möhren · Meersalz
2 Frühlingszwiebeln
6 Cocktailtomaten
3 Kumquats · 2 EL Aceto balsamico
Pfeffer aus der Mühle
3 EL Olivenöl
150 g Lachsfilet · 1 TL Zitronensaft

1 Die Linsen in einem Sieb unter fließendem Wasser kalt abspülen. In einem Topf Wasser zum Kochen bringen und die Linsen darin nach Packungsanweisung weich garen. Die Möhren putzen, schälen, klein schneiden und in kochendem Salzwasser garen.

2 Für die Vinaigrette die Frühlingszwiebeln putzen, waschen und in feine Ringe schneiden. Die Cocktailtomaten und die Kumquats waschen und in feine Würfel schneiden. Den Essig mit Salz und Pfeffer verrühren und 2 EL Olivenöl unterrühren. Frühlingszwiebeln, Tomaten und Kumquats untermischen.

3 Die Linsen und die Möhren in ein Sieb abgießen und abtropfen lassen. Beides noch warm mit der Vinaigrette mischen.

4 Das Lachsfilet waschen, trocken tupfen, mit Zitronensaft beträufeln und mit Salz und Pfeffer würzen. Das restliche Olivenöl in einer Pfanne erhitzen und den Lachs darin auf beiden Seiten etwa 6 Minuten braten. Mit dem Linsensalat anrichten.

Mein Tipp

Kumquats, auch »goldene Orangen« genannt, stammen aus Asien. Die kleinen Früchte schmecken herb und süßlichsauer. Sie werden samt Schale (gut waschen!) und Kerne gegessen.

FÜR ZWISCHENDURCH

Zitronenmousse

Zutaten für 1 Portion
abgeriebene Schale von ½ unbehandelten Zitrone
½ TL Vanillezucker · ½ EL Reissirup
½ EL Mandelmus · 1 ½ TL Pfeilwurzstärke
1 ½ TL Zitronensaft · 1 EL Sojasahne

1 In einem Topf 100 ml Wasser mit Zitronenschale, Vanillezucker, Reissirup und Mandelmus zum Kochen bringen. Die Pfeilwurzstärke mit etwas kaltem Wasser glatt rühren, unterrühren und köcheln lassen, bis die Flüssigkeit etwas andickt. Kräftig durchrühren. Zuletzt den Zitronensaft und die Sojasahne dazugeben und nochmal durchrühren. Die Zitronencreme 2 bis 3 Stunden kühl stellen.

2 Die Zitronenmousse vor dem Verzehr cremig rühren und in einem Schälchen anrichten. Nach Belieben mit Zitronenzesten garnieren.

ABENDESSEN

Huhn mit Paprika-Tomaten-Gemüse

Zutaten für 1 Portion
1 Zwiebel · 1 Knoblauchzehe
2 gelbe Paprikaschoten
6 Cocktailtomaten
150 g Hähnchenbrust
2 EL Sesamöl
Meersalz · Pfeffer aus der Mühle
½ TL Paprikapulver
(edelsüß oder rosenscharf)
1 TL getrocknete Kräuter der Provence
1 Schuss Aceto balsamico

1 Die Zwiebel und den Knoblauch schälen und in feine Würfel schneiden. Die Paprika längs halbieren, entkernen, waschen und in Streifen schneiden. Die Cocktailtomaten waschen und vierteln.

2 Die Hähnchenbrust waschen, trocken tupfen und in Streifen oder Würfel schneiden. Das Sesamöl in einer Pfanne erhitzen und die Zwiebel und den Knoblauch darin andünsten.

3 Das Fleisch dazugeben und unter Rühren rundum anbraten. Mit Salz, Pfeffer, Paprikapulver und den Kräutern der Provence würzen.

4 Die Paprikastreifen hinzufügen und etwa 4 Minuten mitbraten, dann die Tomaten dazugeben und kurz mitgaren. Die Huhn-Gemüse-Pfanne mit dem Essig abschmecken und nach Belieben mit geriebenem Parmesan bestreuen.

FRÜHSTÜCK

Porridge mit Apfel

Zutaten für 2 Portionen
1 Apfel
360 ml fettarme Milch (Kuh-, Reis-, Soja-
oder Hafermilch)
6 EL Haferflocken
2 EL gemahlener Mohn · 2 EL Sonnenblumenkerne
2 EL gehackte Mandeln · 2 TL Rosinen
150 g Hüttenkäse oder Magerquark

1 Den Apfel waschen, vierteln, entkernen und auf der Gemüsereibe fein raspeln.

2 Die Milch in einem kleinen Topf zum Kochen bringen, Haferflocken, Mohn, Sonnenblumenkerne, Mandeln und Rosinen unterrühren und 3 Minuten köcheln lassen. Die Hälfte des Haferbreis abnehmen, vollständig auskühlen lassen und zugedeckt bis Donnerstag im Kühlschrank aufbewahren.

3 Apfelraspel unter den restlichen Brei mischen und mit dem Hüttenkäse oder Quark anrichten.

Mein Tipp

Mohn ist reich an Ballaststoffen und ungesättigten Fettsäuren. Diese Fettsäuren sind für uns essenziell, d. h., wir können sie nicht selbst bilden. Sie schützen uns vor Herz-Kreislauf-Erkrankungen. Aufgrund des hohen Fettgehalts wird Mohn aber schnell ranzig. Deshalb lieber in kleinen Mengen kaufen und gut verschlossen, am besten kühl und dunkel, aufbewahren.

MITTAGESSEN

Spaghetti mit pikanter Sauce

Zutaten für 1 Portion
1 Zwiebel · 2 Knoblauchzehen (nach Belieben)
1 Zucchino · 1 rote Paprikaschote
10 Oliven (entsteint)
8 getrocknete, in Öl eingelegte Tomaten
150 g Tofu · Meersalz · Pfeffer aus der Mühle
1–2 EL getrocknete Kräuter der Provence
150 g Blattsalat
50 g Vollkornspaghetti · 2 EL Sesamöl
100 g passierte Tomaten · 1/2 TL Chilipulver

1 Zwiebel und Knoblauch schälen und in feine Würfel schneiden. Zucchino putzen und waschen, Paprika längs halbieren, entkernen und waschen. Beides mit Oliven und getrockneten Tomaten klein schneiden.

2 Den Tofu waschen und trocken tupfen. In einem tiefen Teller mit einer Gabel zerdrücken und mit Salz, Pfeffer und den Kräutern der Provence würzen. Den Blattsalat putzen, waschen und trocken schleudern.

3 Die Vollkornspaghetti nach Packungsanweisung in reichlich kochendem Salzwasser bissfest garen. In ein Sieb abgießen und abtropfen lassen.

4 Das Sesamöl erhitzen, die Zwiebel und den Knoblauch darin andünsten. Den Tofu dazugeben und unter Rühren kurz braten. Das Gemüse und die Oliven hinzufügen und etwa 4 Minuten mitbraten.

5 Die passierten Tomaten dazugeben, etwas einkochen lassen und die Sauce mit Salz, Pfeffer und Chilipulver pikant würzen. Spaghetti mit Sauce auf einem Teller anrichten. Blattsalat mit einer Salatsauce nach Wahl (siehe S. 98/99) marinieren und dazu essen.

Hüttenkäsepudding mit Mandarinen

Zutaten für 1 Portion

1–2 Blatt weiße Gelatine · 100 g Hüttenkäse
1 TL gehackte Mandeln oder Pinienkerne
1 TL Vanillezucker · 1 TL Reissirup
1 TL abgeriebene unbehandelte Zitronen- oder
Orangenschale · 1–2 Mandarinen

1 Die Gelatine in kaltem Wasser einweichen. Den Hüttenkäse mit Mandeln oder Pinienkernen, Vanillezucker, Reissirup und Zitronen- oder Orangenschale in einem Topf erwärmen. Die Gelatine gut ausdrücken und unter Rühren in der Hüttenkäsemasse auflösen.

2 Die Mandarinen schälen, in die einzelnen Segmente teilen und unter den Hüttenkäsepudding mischen. Den Pudding 3 Stunden kühl stellen.

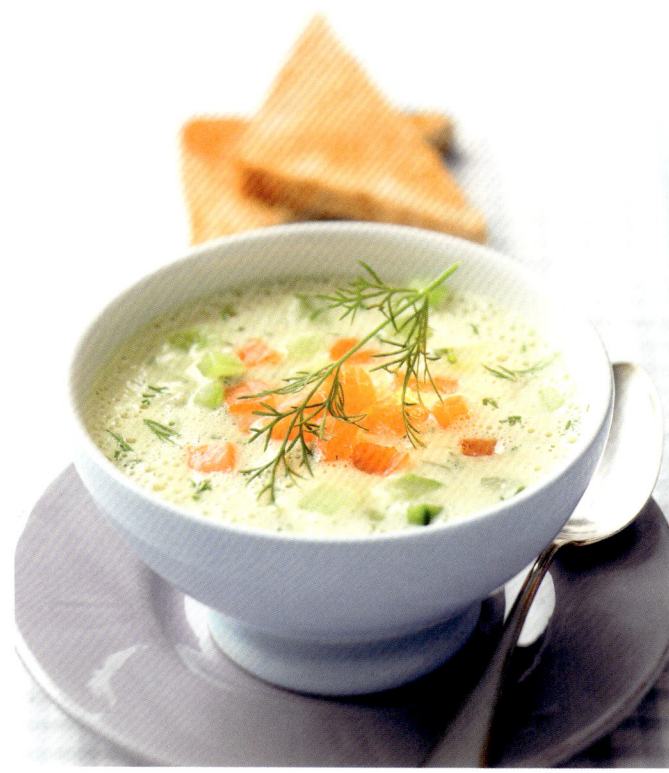

Gurkensuppe mit Lachs

Zutaten für 1 Portion

1 Zwiebel · 3 kleine Gärtnergurken
2 EL Sesamöl
1 Schuss trockener Weißwein
½ l Gemüsebrühe
150 g geräucherter Lachs · 3 Stiele Dill
Saft von ½ Zitrone
3 EL Sojasahne
2 Scheiben Vollkorntoast

1 Die Zwiebel und die Gurken schälen und klein schneiden. Das Sesamöl in einem Topf erhitzen, die Zwiebel und die Gurken darin andünsten. Mit dem Wein ablöschen, die Brühe angießen und die Suppe etwa 10 Minuten kochen lassen.

2 Lachs in kleine Würfel schneiden. Dill waschen, trocken schütteln und die Spitzen abzupfen. Mit Zitronensaft und Sojasahne zur Suppe geben und nach Belieben mit dem Stabmixer pürieren. Die Suppe in einem tiefen Teller anrichten und den Lachs darüberstreuen. Toastbrot leicht rösten und dazu essen.

FRÜHSTÜCK

Rührei mit Tomaten und Schnittlauch

Zutaten für 1 Portion

2 Tomaten · ¹/₂ Bund Schnittlauch
2 Eier · 2 Eiweiß · 1 EL Sojasahne
3 EL fettarme Milch (Kuh-, Reis-, Soja-
oder Hafermilch) · ¹/₂ TL Butter
40 g Pinienkerne · Meersalz
1 Scheibe Vollkornbrot (60 g)

1 Die Tomaten waschen und vierteln, dabei die Stielansätze entfernen. Tomatenviertel in kleine Würfel
schneiden. Schnittlauch waschen, trocken schütteln
und in Röllchen schneiden. Die Eier mit Eiweißen,
Sojasahne, Milch und Schnittlauch verquirlen.

2 Die Butter in einer Pfanne erhitzen und die Pinienkerne darin anrösten. Die Eiermasse dazugeben und
zu einem Rührei braten. Die Tomaten hinzufügen, mit
Salz würzen und auf dem Vollkornbrot anrichten.

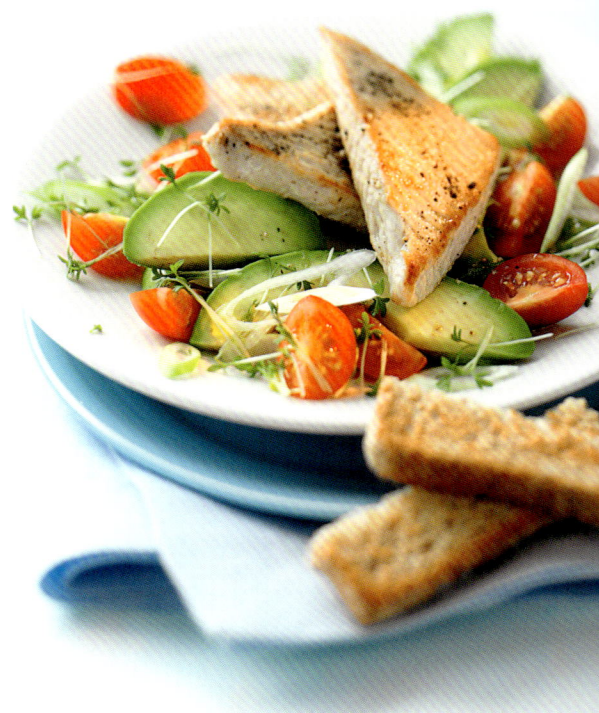

MITTAGESSEN

Avocadosalat mit Putenecken

Zutaten für 1 Portion

2 reife Avocados · 10 Cocktailtomaten
2 Frühlingszwiebeln · 1 Kästchen Kresse
2 EL Aceto balsamico
Meersalz · Pfeffer aus der Mühle
2 EL Olivenöl · 150 g Putenbrust · 1 TL Senf
1 EL Sesamöl · 1 Scheibe Vollkorntoast

1 Die Avocados halbieren und den Kern entfernen.
1 Avocadohälfte für das Abendessen beiseitelegen.
Restliche Hälften schälen und in Stücke schneiden.
Cocktailtomaten waschen und vierteln, Frühlingszwiebeln putzen, waschen und in Ringe schneiden.
Kresse vom Beet schneiden, kalt abbrausen und
abtropfen lassen. Alles in eine Schüssel geben.

2 Für die Vinaigrette den Essig mit Salz und Pfeffer
verrühren, dann das Olivenöl unterrühren.

3 Die Putenbrust waschen, trocken tupfen und halbieren. Die Hälften diagonal halbieren, mit Senf bestreichen und mit Salz und Pfeffer würzen.

4 Das Sesamöl in einer Pfanne erhitzen und das Fleisch darin auf beiden Seiten scharf anbraten.

5 Den Salat mit der Vinaigrette mischen, auf einen Teller geben und die Putenecken darauf anrichten. Das Toastbrot leicht rösten und dazu essen.

FÜR ZWISCHENDURCH

Bananenquark

Zutaten für 1 Portion
50 g Magerquark · 2 EL Mineralwasser
1 Spritzer Zitronensaft · 1 Banane

1 Den Quark mit dem Mineralwasser und dem Zitronensaft in einem Schälchen cremig rühren.

2 Die Banane schälen, in Scheiben schneiden und mit der Gabel zerdrücken oder in einen hohen Rührbecher geben und mit dem Stabmixer pürieren. Das Bananenpüree unter den Quark mischen.

Mein Tipp

Ein perfektes Duo: Mithilfe der im Quark enthaltenen Aminosäure Tryptophan wird der Botenstoff Serotonin gebildet. Dieser sorgt für gute Laune und reguliert das Sättigungsgefühl. Damit das Tryptophan aber überhaupt ins Gehirn kommt, wird Zucker benötigt – und der steckt im Obst.

ABENDESSEN

Putenbrustsandwich mit Möhrensalat

Zutaten für 1 Portion
3 Möhren
Meersalz
Saft von 1/2 Zitrone
2 EL Sojasahne
2 EL Olivenöl
1 EL gehackte Petersilie
1 Scheibe Vollkornbrot (60 g)
100 g Putenbrust (in Scheiben)

1 Die Möhren putzen, schälen und in Scheiben schneiden. In einem Topf Salzwasser zum Kochen bringen und die Möhren darin bissfest garen. In ein Sieb abgießen und abtropfen lassen.

2 In einer Schüssel den Zitronensaft mit Salz, Sojasahne und Olivenöl verrühren und die Petersilie untermischen.

3 Die noch heißen Möhren mit der Marinade mischen und etwa 10 Minuten ziehen lassen.

4 Die restliche Avocado vom Mittagessen schälen, mit einer Gabel in einem tiefen Teller zerdrücken und auf dem Vollkornbrot verteilen. Die Putenbrust daraufgeben und den Möhrensalat daneben anrichten.

FRÜHSTÜCK

Haferbrei mit Zimt und Birne

Zutaten für 1 Portion

restlicher Haferbrei von Dienstag
1–2 EL fettarme Milch (Kuh-, Reis-, Soja-
oder Hafermilch)
1 Birne · Zimtpulver · 150 g Hüttenkäse
6 Nüsse nach Wahl oder gehackte Mandeln

1 Den Haferbrei von Dienstag aus dem Kühlschrank nehmen und mit der Milch langsam erwärmen.

2 Die Birne waschen, vierteln, entkernen und in kleine Stücke schneiden. Mit 1 Prise Zimt unter den Brei mischen und 1 Minute kochen lassen. Den Haferbrei mit dem Hüttenkäse in einem Schälchen anrichten und mit den Nüssen oder Mandeln bestreuen.

MITTAGESSEN

Spaghetti mit Lachs-Bolognese

Zutaten für 1 Portion

1 Zwiebel · 2 Knoblauchzehen · 1 Möhre
1 kleines Stück Knollensellerie · 1 Zucchino
150 g Lachsfilet · 1 EL Olivenöl
1 Schuss trockener Weißwein
1 Dose Tomaten (400 g)
Meersalz · Pfeffer aus der Mühle · 50 g Spaghetti

1 Zwiebel und Knoblauch schälen und in feine Würfel schneiden. Möhre und Sellerie putzen und schälen, Zucchino putzen und waschen. Alles klein schneiden.

2 Das Lachsfilet waschen, trocken tupfen und ebenfalls in kleine Stücke schneiden.

3 Das Olivenöl in einem Topf erhitzen, Zwiebel, Knoblauch und das Gemüse darin unter Rühren andünsten. Die Lachsstücke dazugeben und kurz mitbraten.

4 Mit dem Wein ablöschen, die Tomaten hinzufügen und mit Salz und Pfeffer würzen. Die Sauce bei schwacher Hitze etwa 10 Minuten köcheln lassen.

5 Inzwischen die Spaghetti nach Packungsanweisung in reichlich kochendem Salzwasser bissfest garen. In ein Sieb abgießen und abtropfen lassen.

6 Die Spaghetti mit der Lachs-Bolognese in einem tiefen Teller anrichten.

FÜR ZWISCHENDURCH

Süße Tofusticks

Zutaten für 1 Portion
100 g Tofu
2 EL Erdnussbutter (ungesüßt)
1 EL Reissirup
2 EL helle Sesamsamen
1 EL Sesamöl

1 Den Tofu waschen, trocken tupfen und in Scheiben oder Stifte schneiden.

2 Die Erdnussbutter und den Reissirup in einer kleinen Schüssel verrühren. Die Sesamsamen in eine zweite kleine Schüssel geben. Die Tofustücke zuerst in der Erdnussbutter wenden und anschließend mit dem Sesam panieren.

3 Das Sesamöl in einer Pfanne erhitzen und die Tofustücke darin auf beiden Seiten goldbraun braten. Aus der Pfanne nehmen und auf Küchenpapier abtropfen lassen. Die Sticks schmecken warm und kalt.

Mein Tipp

Naturbelassen hat Tofu leider fast keinen Eigengeschmack. Dafür können Sie beim Würzen und Zubereiten Ihrer Fantasie freien Lauf lassen. Am besten marinieren Sie den Tofu schon vor dem Garen: Wer es gern herzhaft mag, kann ihn zunächst in Sojasauce und Chiliflocken einlegen und erst dann – wie im Rezept beschrieben – mit Sesamsamen panieren.

ABENDESSEN

Erbsensuppe mit Wiener Würstchen

Zutaten für 1 Portion
1 Möhre
1 Stück Knollensellerie (ca. 50 g)
350 ml Gemüsebrühe
170 g Erbsen (tiefgekühlt)
Meersalz · Pfeffer aus der Mühle
2 Stiele Petersilie
1 Paar Wiener Würstchen (aus Putenfleisch)

1 Die Möhre und den Sellerie putzen, schälen und in kleine Stücke schneiden.

2 Die Brühe in einem Topf erhitzen. Möhre, Sellerie und Erbsen dazugeben und die Suppe bei mittlerer Hitze etwa 10 Minuten köcheln lassen.

3 Die Erbsensuppe mit dem Stabmixer pürieren und mit Salz und Pfeffer abschmecken. Die Petersilie waschen und trocken schütteln, die Blätter abzupfen und fein hacken.

4 Die Würstchen in Scheiben schneiden und kurz in der Suppe heiß werden lassen. Die Suppe in einem tiefen Teller anrichten und mit Petersilie bestreuen.

FRÜHSTÜCK

Buntes Putensandwich mit Schafskäse

Zutaten für 1 Portion

¹/₂ rote Paprikaschote
1 Tomate oder 1 Stück Mango (ca. 50 g)
30 g fettarmer Schafskäse · 2 Scheiben Vollkorntoast
140 g Putenbrust (in Scheiben)

1 Die Paprika entkernen, waschen und in Streifen schneiden. Die Tomate waschen und in Scheiben schneiden, dabei den Stielansatz entfernen. Oder das Mangostück schälen und in Spalten schneiden. Den Schafskäse ebenfalls in Scheiben schneiden.

2 Toastbrot leicht anrösten. Eine Scheibe mit Tomatenscheiben oder Mangospalten belegen. Die Putenbrust und den Käse darauf verteilen, die zweite Brotscheibe daraufgeben und mit der Paprika garnieren.

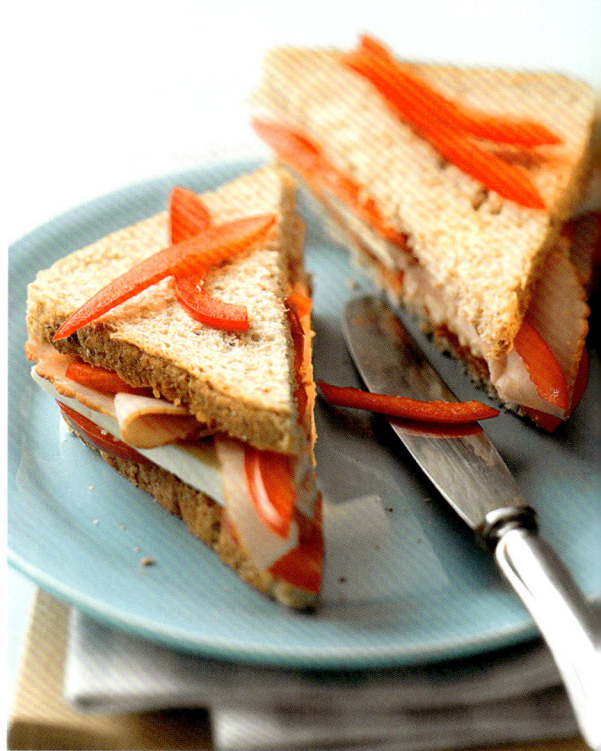

MITTAGESSEN

Sellerieschnitzel mit Kräuterquark und Salat

Zutaten für 1 Portion

200 g Magerquark · 4 EL Mineralwasser
2 TL Zitronensaft
Meersalz · Pfeffer aus der Mühle
3 EL gemischte gehackte Kräuter
1 Knoblauchzehe · 150 g Blattsalat
2 fingerdicke Scheiben Knollensellerie · 1 Ei
4 EL Vollkornpaniermehl · 1 EL Sesamöl

1 Für den Kräuterquark den Quark mit dem Mineralwasser und 1 TL Zitronensaft in einer Schüssel cremig rühren. Mit Salz und Pfeffer würzen und die Kräuter untermischen. Den Knoblauch schälen, in feine Würfel schneiden und unterrühren.

2 Den Blattsalat putzen, waschen und trocken schleudern.

3 Für die Sellerieschnitzel Selleriescheiben schälen und in kochendem Salzwasser mit restlichem Zitronensaft 3 Minuten garen. In ein Sieb abgießen, abtropfen lassen und mit Küchenpapier trocken tupfen.

4 Das Ei in einem tiefen Teller verquirlen, das Paniermehl in einen zweiten tiefen Teller geben. Die Sellerieschieben zuerst durch das Ei ziehen, anschließend mit dem Paniermehl panieren.

5 Das Sesamöl in einer Pfanne erhitzen und die panierten Sellerieschnitzel darin bei mittlerer Hitze auf beiden Seiten goldbraun braten.

6 Sellerieschnitzel mit dem Kräuterquark auf einem Teller anrichten. Blattsalat mit einer Salatsauce nach Wahl (siehe S. 98/99) marinieren und dazu essen.

FÜR ZWISCHENDURCH

Schokocreme

Zutaten für 1 Portion
$1/8$ l fettarme Milch (Kuh-, Reis-, Soja-
oder Hafermilch)
$1/2$ TL Vanillezucker
1 $1/2$ TL Kakaopulver
1 Msp. Zimtpulver
$1/4$ Birne
1 $1/2$ TL Pfeilwurzstärke

1 Die Milch mit dem Vanillezucker, dem Kakaopulver und dem Zimt in einen Topf geben und langsam aufkochen. Die Birne schälen, entkernen und auf der Gemüsereibe grob raspeln.

2 Die Pfeilwurzstärke mit etwas kaltem Wasser glatt rühren und unter die kochende Milch rühren. Die geraspelte Birne untermischen. Die Schokocreme in ein Schälchen füllen und warm oder kalt essen.

ABENDESSEN

Gebratenes Lachsfilet mit Blattspinat

Zutaten für 1 Portion
250 g Blattspinat (tiefgekühlt)
2 EL Sojasahne
Meersalz · Pfeffer aus der Mühle
frisch geriebene Muskatnuss
150 g Lachsfilet · 1 TL Zitronensaft
1 EL Sesamöl

1 Den Spinat in einem Topf zugedeckt bei mittlerer Hitze langsam erwärmen. Dann die Sojasahne dazugeben und den Spinat mit Salz, Pfeffer und 1 Prise Muskatnuss würzen.

2 Das Lachsfilet waschen und trocken tupfen. Mit Zitronensaft beträufeln und mit Salz und Pfeffer würzen. Das Sesamöl in einer Pfanne erhitzen und den Lachs darin auf beiden Seiten etwa 6 Minuten braten. Mit dem Blattspinat auf einem Teller anrichten.

Mein Tipp

Sollten Sie keinen frischen Lachs bekommen, können Sie auch gefrorenen Fisch verwenden. Dieser taut ganz schnell auf, wenn er in der Vakuumverpackung in lauwarmes Wasser gelegt wird. Bei Fisch sollten Sie öfter mal zu fetten Exemplaren wie Lachs oder Thunfisch greifen: Sie enthalten die für uns so wichtigen Omega-3-Fettsäuren, die sich positiv auf die Blutfettwerte auswirken.

FRÜHSTÜCK

Provenzalisches »Tofu-Rührei«

Zutaten für 1 Portion
180 g Tofu (mit Kräutern der Provence oder natur)
Meersalz · Pfeffer aus der Mühle
½ TL Paprikapulver
(edelsüß oder rosenscharf)
½ TL getrocknete Kräuter der Provence
1 TL Sojasauce · 2 Frühlingszwiebeln
3 Oliven (entsteint)
3 getrocknete, in Öl eingelegte Tomaten
2–3 Tomaten · 2 EL Olivenöl · 2 EL Sojasahne
1 Stück saftiges Obst der Saison nach Wahl

1 Den Tofu waschen und trocken tupfen. In einem tiefen Teller mit einer Gabel zerdrücken und mit Salz, Pfeffer, Paprikapulver, den Kräutern und der Sojasauce würzen.

2 Die Frühlingszwiebeln putzen, waschen und in feine Ringe schneiden. Die Oliven und die getrockneten Tomaten klein schneiden.

3 Die Tomaten waschen und vierteln, dabei die Stielansätze entfernen. Die Tomatenviertel in kleine Würfel schneiden.

4 Das Olivenöl in einer Pfanne erhitzen und die Frühlingszwiebeln darin anbraten. Den Tofu dazugeben und unter Rühren scharf anbraten. Die Oliven, die getrockneten und frischen Tomaten dazugeben und heiß werden lassen. Das »Tofu-Rührei« mit der Sojasahne verfeinern und auf einem Teller anrichten.

5 Das Obst putzen und waschen bzw. schälen und bei Bedarf entkernen oder entsteinen. In mundgerechte Stücke schneiden und dazu essen.

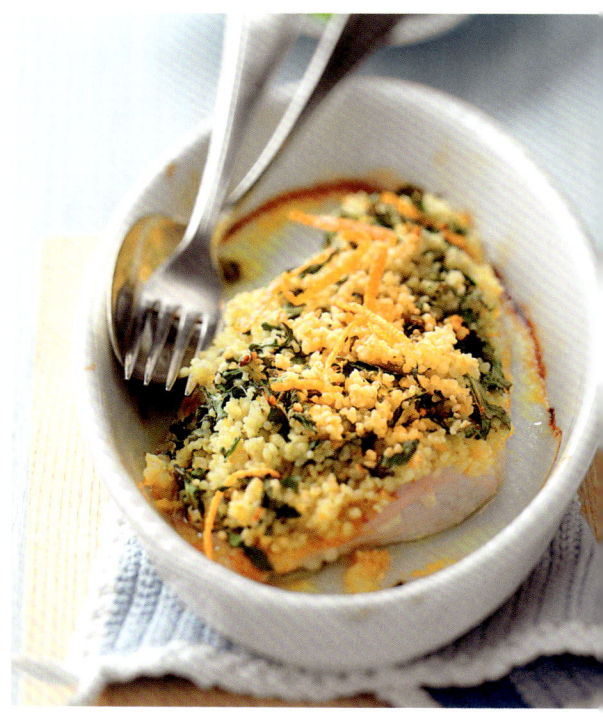

MITTAGESSEN

Putenbrust mit Rucolakruste

Zutaten für 1 Portion
1 unbehandelte Orange
Meersalz · Pfeffer aus der Mühle
50 g Couscous · 100 g Rucola
150 g Putenbrust · ¼ TL Currypulver
Öl für die Form · 100 g saure Sahne

1 Orange heiß waschen und trocken reiben, Schale fein abreiben und den Saft auspressen. Die Hälfte der abgeriebenen Schale und 2 EL Saft beiseitestellen.

2 Die restliche Orangenschale und den restlichen Orangensaft mit 90 ml Wasser, Salz und Pfeffer in einer kleinen Schüssel verrühren. Den Couscous unterrühren und 15 Minuten quellen lassen. Mit einer Gabel auflockern.

3 Den Backofen auf 180 °C vorheizen. Den Rucola verlesen, waschen und trocken schleudern, grobe Stiele entfernen. Die Hälfte der Blätter grob zerkleinern und unter den Couscous mischen.

4 Die Putenbrust waschen, trocken tupfen und mit Salz, Pfeffer und Curry würzen.

5 Eine Gratinform mit Öl auspinseln und das Fleisch hineinlegen. Die Rucola-Couscous-Mischung auf dem Fleisch verteilen und fest andrücken. Im Ofen auf der mittleren Schiene etwa 25 Minuten garen.

6 Den restlichen Rucola fein hacken und mit der sauren Sahne, der übrigen Orangenschale und dem restlichen Orangensaft verrühren. Mit Salz und Pfeffer würzen. Die Putenbrust mit dem Rucola-Dip auf einem Teller anrichten.

Mein Tipp

Couscous wird aus befeuchtetem und zu Kügelchen zerriebenem Grieß von Weizen (Hartweizengrieß), Gerste oder Hirse hergestellt. Couscous ist ein wahrer Schlankmacher, denn er enthält Magnesium, Eisen, Phosphor und Vitamin C – eine Kombination, die den Stoffwechsel so richtig anfeuert und deshalb für eine hohe Fettverbrennung sorgt. Außerdem liefert Couscous den Radikalfänger Vitamin E und B-Vitamine, die für gute Nerven sorgen.

FÜR ZWISCHENDURCH

Hüttenkäse mit Obst

Zutaten für 1 Portion
100 g Obst der Saison nach Wahl · 100 g Hüttenkäse

1 Das Obst je nach Sorte putzen und waschen bzw. schälen und bei Bedarf entkernen oder entsteinen. Das Obst in mundgerechte Stücke schneiden und mit dem Hüttenkäse auf einem Teller anrichten.

ABENDESSEN

Kürbissuppe mit Tofu-Croûtons

Zutaten für 1 Portion
*½ Zwiebel · 1 Möhre · ca. 180 g Hokkaido-Kürbis
2 TL Sesamöl · 350 ml Gemüsebrühe
Meersalz · 1 TL Kürbiskernöl
150 g Tofu · 2 EL Sojasauce*

1 Die Zwiebel schälen und in feine Würfel schneiden. Die Möhre putzen und schälen, den Kürbis entkernen und waschen. Beides in Würfel schneiden.

2 In einem Topf 1 TL Sesamöl erhitzen und das Gemüse darin etwa 3 Minuten andünsten. Die Brühe angießen und die Suppe etwa 15 Minuten köcheln lassen. Die Kürbissuppe mit dem Stabmixer pürieren, mit Salz würzen und das Kürbiskernöl unterrühren.

3 Tofu waschen, trocken tupfen und in kleine Würfel schneiden. Restliches Sesamöl in einer Pfanne erhitzen und den Tofu darin rundum knusprig braten. Mit der Sojasauce ablöschen. Die Suppe in einen tiefen Teller geben und mit den Tofu-Croûtons bestreuen.

FRÜHSTÜCK

Genießerfrühstück

Zutaten für 1 Portion

2 Eier · 2 kleine Tomaten · 1 kleine Gärtnergurke
2 Vollkornbrötchen oder 2 Scheiben Vollkornbrot
(à 60 g) oder 4 Scheiben Vollkorntoast
2 EL Kichererbsenaufstrich (siehe unten)
2 TL Butter oder ½ zerdrückte Avocado
2 Scheiben Putenbrust oder 100 g geräucherter Fisch
2 Scheiben fettarmer Käse

1 Die Eier in kochendem Wasser etwa 8 Minuten hart kochen. Abgießen, kalt abschrecken, pellen und in Scheiben schneiden oder vierteln.

2 Die Tomaten waschen und in Scheiben schneiden, dabei die Stielansätze entfernen. Die Gurke schälen und ebenfalls in Scheiben schneiden. Eier-, Tomaten- und Gurkenscheiben auf einen Teller geben.

3 Halbierte Brötchen, Brot- oder Toastscheiben mit Kichererbsenaufstrich und Butter oder Avocadomus bestreichen. Mit Putenbrust oder Fisch und Käse belegen. Eier- und Gemüsescheiben dazu essen.

VORBEREITUNG FÜR DIE 2. WOCHE

Kichererbsenaufstrich

Zutaten für 3 Portionen

80 g Kichererbsen (aus der Dose)
4 EL helle Sesamsamen · 1 EL Meersalz
2 EL Erdnussbutter (ungesüßt)
2 EL Sesamöl

1 Die Kichererbsen in ein Sieb abgießen und abtropfen lassen. Den Sesam in einer Pfanne ohne Fett goldbraun rösten und abkühlen lassen. Mit dem Salz in einem Mörser fein zerreiben.

2 Die Kichererbsen mit der Erdnussbutter, dem Sesamöl, 100 ml Wasser und etwa ½ EL Sesamsalz (Gomasio) in einen hohen Rührbecher geben und mit dem Stabmixer fein pürieren. Nach Belieben noch etwas Wasser oder Gomasio dazugeben. Das restliche Gomasio in einem luftdichten Behälter für den Snack am kommenden Tag aufbewahren.

Mein Tipp

Diesen Brotaufstrich benötigen Sie auch für das Frühstück am Donnerstag und Samstag der 2. Woche. Er hält sich gekühlt 1 Woche, kann also heute für alle 3 Tage zubereitet werden.

NACHMITTAGS

Kirsch-Schoko-Kuchen

Zutaten für 1 Springform
mit 22 cm Durchmesser

100 g Sauerkirschen (aus dem Glas)
Fett für die Form
125 g Kokosfett
125 g Vollrohrzucker · 4 Eier
200 g gemahlene Mandeln · 2 EL Mehl
1 TL Backpulver · 1–2 EL Kakaopulver

1 Die Sauerkirschen in ein Sieb abgießen und abtropfen lassen. Den Backofen auf 150 °C vorheizen.

2 Die Springform einfetten. Den Zucker und das Kokosfett in einer Schüssel mit den Quirlen des Handrührgeräts schaumig rühren. Die Eier nach und nach dazugeben und unterrühren.

3 Die Mandeln mit dem Mehl, dem Backpulver und dem Kakao mischen, hinzufügen und unter die Schaummasse rühren.

4 Den Teig in die Springform füllen, die Kirschen darauf verteilen und leicht eindrücken. Den Kirsch-Schoko-Kuchen im Ofen auf der mittleren Schiene 60 bis 70 Minuten backen.

5 Den Kuchen herausnehmen, vollständig abkühlen lassen und aus der Form lösen. Nach Belieben mit flüssiger Zartbitterkuvertüre verzieren. 1 bis 2 Stück davon essen, der Rest ist für die Familie oder Freunde.

ABENDESSEN

Schinken-Gemüse-Kuchen

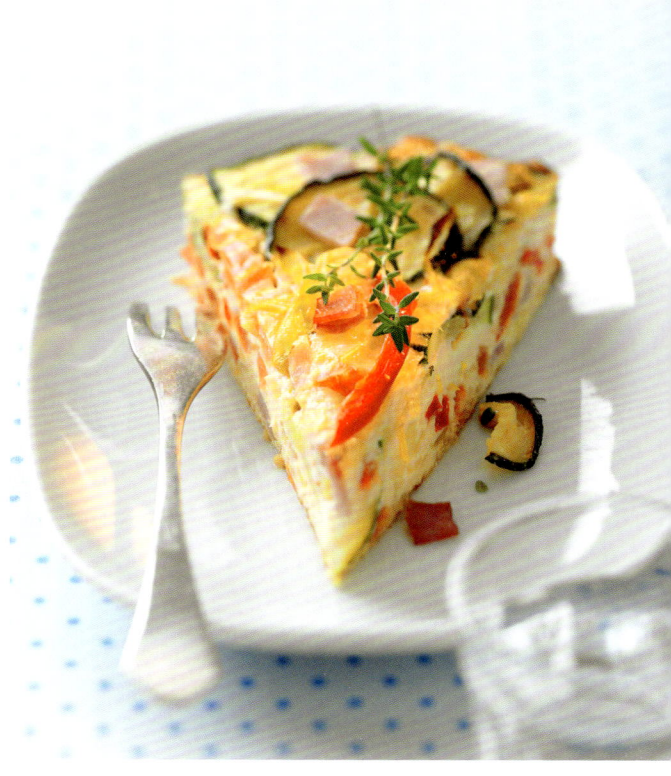

Zutaten für 1 Portion
150 g Zwiebeln · 140 g Lauch
1 kleiner Zucchino
1 rote Paprikaschote · 2 Tomaten
40 g gekochter Schinken
40 g fettarmer Mozzarella · 3 Eier
120 ml fettarme Milch (Kuh-, Reis-, Soja-
oder Hafermilch)
1 EL Olivenöl
Meersalz · Pfeffer aus der Mühle

1 Die Zwiebeln schälen, den Lauch und den Zucchino putzen und waschen. Die Paprika längs halbieren, entkernen und waschen, die Tomaten waschen. Das Gemüse in kleine Würfel oder Streifen schneiden, dabei die Stielansätze von den Tomaten entfernen. Schinken und Mozzarella in kleine Würfel schneiden. Die Eier in einer Schüssel mit der Milch verquirlen.

2 Den Backofen auf 200 °C vorheizen. Das Olivenöl in einer Pfanne erhitzen und das Gemüse darin etwa 3 Minuten anbraten. Mit Salz und Pfeffer würzen.

3 Schinken, Käse und Eiermilch untermischen, alles in eine kleine Tarteform füllen und im Ofen auf der mittleren Schiene etwa 45 Minuten garen. Den Schinken-Gemüse-Kuchen warm oder kalt genießen.

FRÜHSTÜCK

Hirsebrei mit Früchten

Zutaten für 2 Portionen
*½ l fettarme Milch (Kuh-, Reis-, Soja- oder
Hafermilch) · 100 g Hirse · 1 Banane
150 g Obst der Saison nach Wahl · 6 Cashewkerne*

1 Die Milch in einem kleinen Topf zum Kochen bringen. Die Hirse einrühren und bei schwacher Hitze
etwa 15 Minuten quellen lassen. Vom Herd nehmen
und den Hirsebrei noch etwas ziehen lassen.

2 Die Banane schälen, in einem tiefen Teller mit
einer Gabel zerdrücken und unter den Hirsebrei rühren. Das Obst je nach Sorte putzen und waschen
bzw. schälen und bei Bedarf entkernen oder entsteinen. Das Obst in mundgerechte Stücke schneiden.

3 Die Hälfte des Hirsebreis in ein Schälchen geben
und mit dem Obst und den Cashewkernen garnieren.
Den restlichen Hirsebrei auskühlen lassen und zugedeckt bis Mittwoch im Kühlschrank aufbewahren.

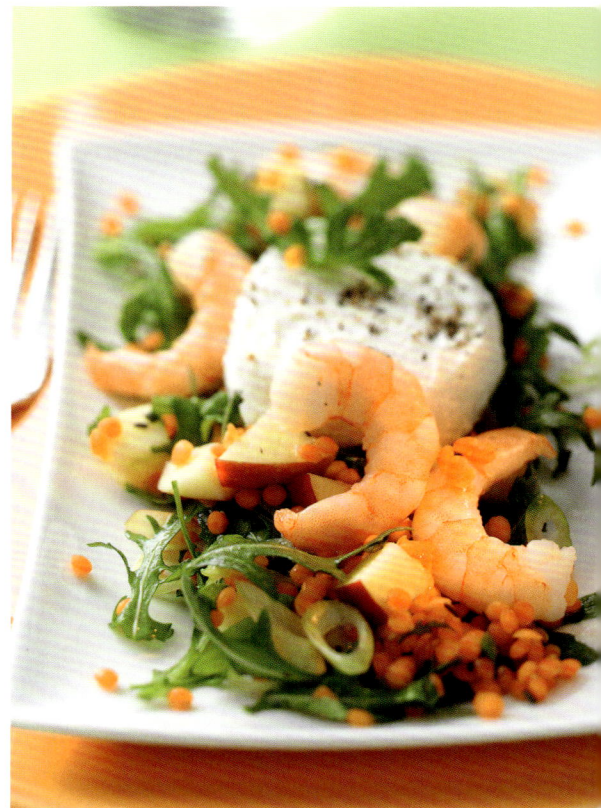

MITTAGESSEN

Roter Linsensalat
mit Ziegenkäse und Shrimps

Zutaten für 1 Portion
*50 g rote Linsen · 1 Zweig Rosmarin
2 EL Olivenöl · 100 ml Gemüsebrühe
2 Frühlingszwiebeln · 1 Bund Rucola
1 Apfel · 4 EL Weißweinessig
Meersalz · Pfeffer aus der Mühle*

*1 EL Sonnenblumenöl · 1 Knoblauchzehe
140 g Shrimps (küchenfertig)
40 g Ziegenkäse (kleine runde oder Ziegenrolle)*

1 Die Linsen in einem Sieb waschen und abtropfen
lassen. Den Rosmarin waschen und trocken tupfen,
die Nadeln abzupfen und fein hacken. In einem Topf
1 EL Olivenöl erhitzen und den Rosmarin darin kurz
anbraten. Die Linsen dazugeben und mit der Brühe
ablöschen. Die Linsen etwa 10 Minuten garen, in ein
Sieb abgießen und abtropfen lassen.

2 Inzwischen die Frühlingszwiebeln putzen, waschen und in feine Ringe schneiden. Den Rucola waschen, verlesen und trocken schleudern, grobe Stiele entfernen. Den Apfel waschen, vierteln, entkernen und in Spalten schneiden.

3 Für die Vinaigrette den Essig mit Salz und Pfeffer in einer Schüssel verrühren, dann das Sonnenblumenöl unterrühren. Den Knoblauch schälen, in feine Würfel schneiden und dazugeben.

4 Linsen, Frühlingszwiebeln, Rucola und Apfel hinzufügen und mit der Vinaigrette mischen.

5 Die Shrimps am Rücken entlang einschneiden und den dunklen Darm entfernen. Die Shrimps waschen und trocken tupfen. Das restliche Olivenöl in einer Pfanne erhitzen und die Shrimps darin bei mittlerer Hitze etwa 5 Minuten braten. Den Ziegenkäse nach Belieben in Scheiben schneiden.

6 Den Salat auf einem Teller anrichten und mit den Shrimps und dem Käse garnieren.

FÜR ZWISCHENDURCH

Kichererbsen mit Gomasio

Zutaten für 1 Portion
80 g Kichererbsen (aus der Dose)
restliches Gomasio (Sesamsalz) vom Vortag

1 Die Kichererbsen in ein Sieb abgießen und gut abtropfen lassen.

2 Das Gomasio auf einen kleinen Teller geben und die Kichererbsen darin wenden. Diese Knabberei eignet sich auch für Partys.

ABENDESSEN

Puten-Gemüse-Eintopf

Zutaten für 1 Portion
1/2 Zwiebel
2 Möhren
1 Stück Knollensellerie
1 rote Paprikaschote
3 Tomaten
150 g Putenbrust
1/4 l Gemüsebrühe
2–3 EL Tomatenmark
je 1/2 TL getrockneter Majoran und Oregano
Meersalz · Pfeffer aus der Mühle
je 1 TL gehackte Petersilie und
Schnittlauchröllchen

1 Die Zwiebel schälen. Die Möhren und den Sellerie putzen und schälen. Die Paprika längs halbieren, entkernen und waschen. Die Tomaten waschen und vierteln, dabei die Stielansätze entfernen. Das Gemüse in mundgerechte Stücke schneiden.

2 Die Putenbrust waschen, trocken tupfen und in Würfel schneiden. Die Brühe in einem Topf zum Kochen bringen. Gemüse und Fleisch hinzufügen, aufkochen und bei mittlerer Hitze 10 Minuten garen.

3 Das Tomatenmark und die getrockneten Kräuter unterrühren und den Eintopf weitere 2 Minuten köcheln lassen. Mit Salz und Pfeffer abschmecken.

4 Den Puten-Gemüse-Eintopf in einem tiefen Teller anrichten und mit den frischen Kräutern bestreuen.

2. WOCHE · DIENSTAG

Süßer Eiertoast

Zutaten für 1 Portion

*130 g Erdbeeren (ersatzweise 2 EL Erdbeerkonfitüre
mit hohem Fruchtanteil)*
2 Scheiben Vollkorntoast
1 Ei · 1 Eiweiß · 1 TL Butter
1 Apfel · 2 EL gehackte Mandeln

1 Die Erdbeeren waschen, putzen und halbieren,
vierteln oder längs in Scheiben schneiden. Das Toastbrot leicht rösten und etwas abkühlen lassen. Das Ei
mit dem Eiweiß in einem tiefen Teller verquirlen.

2 Die Butter in einer Pfanne erhitzen. Die Toastscheiben mehrmals in den Eiern wenden und in der Butter
auf beiden Seiten knusprig braten. Apfel waschen,
vierteln, entkernen und in dünne Spalten schneiden.

3 Die Eiertoasts mit den Apfelspalten auf einem Teller anrichten. Mit den Erdbeeren belegen und mit den
Mandeln bestreuen.

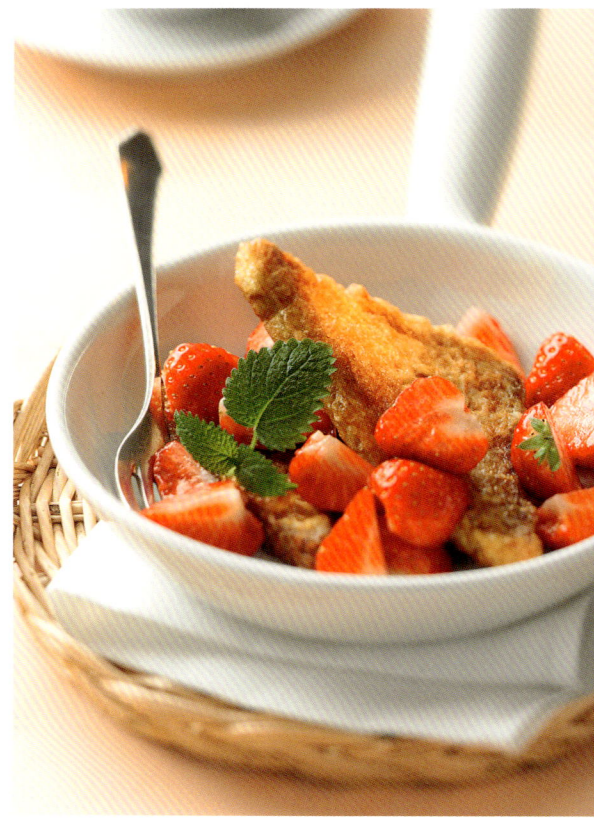

Penne mit Tofu-Rucola-Pesto

Zutaten für 1 Portion

2 Tomaten · 1 Bund Rucola
30 g geriebener Parmesan · 1 Knoblauchzehe
150 g Tofu · 5 getrocknete, in Öl eingelegte Tomaten
5 Oliven (entsteint)
50 g Penne · Meersalz
1 EL Olivenöl · Pfeffer aus der Mühle

1 Die Tomaten waschen und in große Stücke schneiden, dabei die Stielansätze entfernen. Den Rucola
waschen, verlesen und trocken schleudern, grobe
Stiele entfernen. Tomaten, Rucola und den Parmesan
in einen hohen Rührbecher geben. Den Knoblauch
schälen, zerkleinern und dazugeben. Alles mit dem
Stabmixer fein pürieren.

2 Den Tofu waschen, trocken tupfen und in einem
tiefen Teller mit einer Gabel zerdrücken. Die getrockneten Tomaten und die Oliven klein schneiden.

3 Die Penne nach Packungsanweisung in reichlich kochendem Salzwasser bissfest garen.

4 Inzwischen das Olivenöl in einer Pfanne erhitzen und den Tofu mit den Tomaten und den Oliven unter Rühren scharf anbraten. Das Tomaten-Rucola-Püree dazugeben, mit Salz und Pfeffer würzen und die Pfanne vom Herd nehmen.

5 Die Penne in ein Sieb abgießen und abtropfen lassen. Mit dem Tofu-Rucola-Pesto mischen und in einem tiefen Teller anrichten.

FÜR ZWISCHENDURCH

Apfelmus mit Hüttenkäse

Zutaten für 1 Portion
2 Äpfel (ersatzweise 150 g Apfelmus
aus dem Glas)
1 TL Reissirup
Zimtpulver · gemahlener Kardamom
1 Spritzer Zitronensaft
100 g Hüttenkäse

1 Die Äpfel vierteln, entkernen, schälen und in kleine Stücke schneiden. In einen Topf geben, 3 EL Wasser hinzufügen und zugedeckt bei mittlerer Hitze etwa 10 Minuten weich dünsten.

2 Reissirup dazugeben und die Äpfel mit je 1 Prise Zimt und Kardamom und dem Zitronensaft würzen. Die Äpfel mit dem Stabmixer pürieren.

3 Das Apfelmus mit dem Hüttenkäse mischen und in einem Schälchen anrichten.

ABENDESSEN

Mein Welleat-Klassiker

Zutaten für 1 Portion
150 g fettarmes Steak (Pute, Rind, Kalb, Schwein
oder Lamm) oder 150 g Fischfilet (Lachs, Thunfisch
oder weißfleischiger Fisch) oder 150 g Tofu
400 g Gemüse nach Wahl
2 EL Sesamöl oder 100 ml Gemüsebrühe
Meersalz · Pfeffer aus der Mühle

1 Das Fleisch, den Fisch oder den Tofu waschen und trocken tupfen. Fleisch oder Fisch ganz lassen, den Tofu in fingerdicke Scheiben schneiden. Das Gemüse putzen und waschen bzw. schälen und in Scheiben, Stifte oder Stücke schneiden.

2 In einer Pfanne 1 EL Sesamöl erhitzen. Das Gemüse darin unter Rühren braten. Oder das Gemüse in der Brühe weich dünsten.

3 Fleisch, Fisch oder Tofu mit Salz und Pfeffer würzen. Restliches Sesamöl in einer zweiten Pfanne erhitzen und das Fleisch, den Fisch oder den Tofu darin auf beiden Seiten braten. Mit dem Gemüse anrichten.

Mein Tipp

Dieses Rezept zeigt Ihnen, wie Sie in Zukunft – auch ganz ohne Kochbuch – nach Welleat kochen können. Die Regeln kennen Sie ja bereits: eine fettarme Eiweißquelle, dazu Gemüse, aber nicht roh, da es am Abend ist, und wer will, noch eine Gemüsesauce dazu (siehe S. 100/101). Einfacher und schneller geht's nicht.

FRÜHSTÜCK

Hirsebrei mit Kirschen und Kardamom

Zutaten für 1 Portion
restlicher Hirsebrei von Montag
1–2 EL fettarme Milch (Kuh-, Reis-, Soja- oder
Hafermilch) · 1/2 TL gemahlener Kardamom
100 g Sauerkirschen (aus dem Glas)
150 g Hüttenkäse oder Magerquark

1 Den Hirsebrei von Montag aus dem Kühlschrank nehmen und mit der Milch und dem Kardamom in einem kleinen Topf langsam erwärmen. Die Sauer-kirschen auf einem Sieb abtropfen lassen.

2 Den Hirsebrei mit den Sauerkirschen und dem Hüt-tenkäse oder Quark in einem Schälchen anrichten.

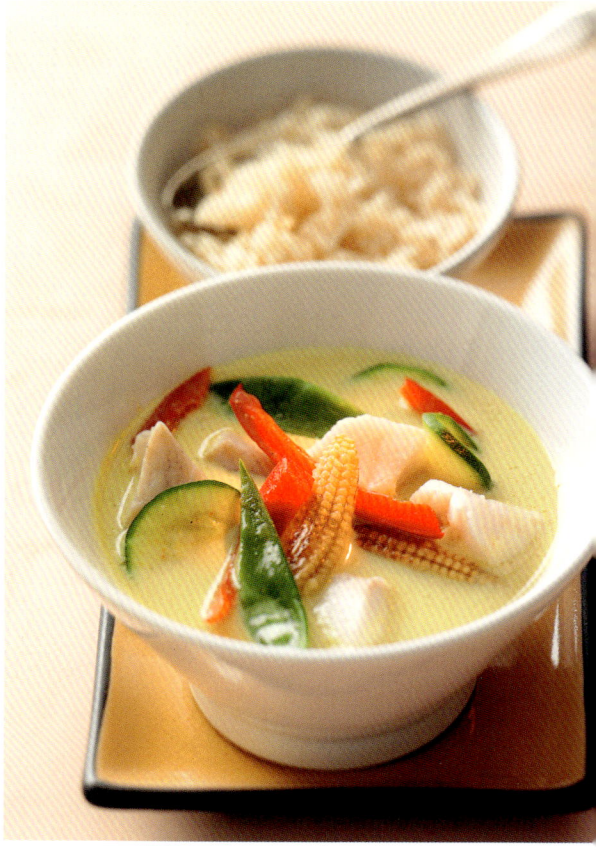

MITTAGESSEN

Fischcurry mit Reis

Zutaten für 1 Portion
40 g Basmati-Vollkornreis · Meersalz
4 Baby-Maiskolben (aus dem Glas)
150 g Zuckerschoten · 1 Zucchino
1 rote Paprikaschote · 10 g Ingwer
150 g weißfleischiges Fischfilet
(z. B. Kabeljau, Seelachs oder Rotbarsch)
Saft von 1/2 Zitrone · 2 EL Kokosfett
1 TL Currypulver · 1/2 TL gemahlener Kreuzkümmel
1/4 TL gemahlener Koriander
100 ml Kokosmilch

1 Den Reis nach Packungsanweisung in Salzwasser garen und ausquellen lassen.

2 Die Maiskolben auf Küchenpapier abtropfen las-sen. Die Zuckerschoten und den Zucchino putzen und waschen. Die Paprika längs halbieren, entkernen und waschen. Den Ingwer schälen. Die Maiskolben und Zuckerschoten schräg halbieren, den Zucchino und die Paprika in Streifen schneiden. Den Ingwer auf der Gemüsereibe fein reiben.

3 Das Fischfilet waschen, trocken tupfen und in große Stücke schneiden. Mit dem Zitronensaft beträufeln und mit Salz würzen. In einer Pfanne 1 EL Kokosfett erhitzen und die Fischstücke darin rundum etwa 3 Minuten braten. Den Fisch herausnehmen und auf einen Teller legen.

4 Das restliche Kokosfett in der Pfanne erhitzen, das Gemüse und den Ingwer darin unter Rühren etwa 5 Minuten bissfest braten. Mit Curry, Kreuzkümmel und Koriander würzen und mit der Kokosmilch ablöschen. Die Sauce nach Belieben mit etwas Salz abschmecken.

5 Die Fischstücke hinzufügen und kurz in der Sauce ziehen lassen. Das Fischcurry mit dem Reis in einem tiefen Teller oder Schälchen anrichten.

FÜR ZWISCHENDURCH

Süße Reiswaffel

Zutaten für 1 Portion
50 g gegarte Kichererbsen
1 TL Erdnussbutter (ungesüßt)
1 TL Reissirup · 50 g Hüttenkäse
1 Reiswaffel

1 Die Kichererbsen mit der Erdnussbutter und dem Reissirup in einen hohen Rührbecher geben und mit dem Stabmixer pürieren. So viel Wasser untermixen, bis der Kichererbsenaufstrich die gewünschte Konsistenz hat.

2 Den Hüttenkäse untermischen und die Masse auf die Reiswaffel streichen.

ABENDESSEN

Panierte Tofusticks mit Brokkoli

Zutaten für 1 Portion
1 Knoblauchzehe
3 EL Sojasauce
1 TL Senf · 150 g Tofu
200 g Brokkoli · Meersalz
1 Ei · 3 EL helle Sesamsamen
3 EL Sesamöl

1 Für die Marinade den Knoblauch schälen und in feine Würfel schneiden. Mit der Sojasauce und dem Senf in einer kleinen Schüssel gut verrühren.

2 Den Tofu waschen, trocken tupfen und in Stifte schneiden. Die Tofustifte in die Marinade legen, darin wenden und 10 Minuten ziehen lassen.

3 Den Brokkoli putzen, waschen und in Röschen teilen. In kochendem Salzwasser etwa 7 Minuten bissfest garen. Den Brokkoli in ein Sieb abgießen, kalt abschrecken und gut abtropfen lassen.

4 Das Ei in einem tiefen Teller verquirlen, die Sesamsamen in einen zweiten tiefen Teller geben. Die Tofustifte zuerst im Ei wenden und anschließend mit dem Sesam panieren.

5 Das Sesamöl in einer Pfanne erhitzen und die Tofustifte darin rundum goldbraun braten. Die Tofusticks mit dem Brokkoli auf einem Teller anrichten.

6 Nach Belieben eine Gemüsesauce nach Wahl (siehe S. 100/101) parallel zubereiten und dazu anrichten.

FRÜHSTÜCK

Kichererbsentoast

Zutaten für 1 Portion
1 Apfel · 150 g Ziegen- oder Schafsjoghurt (natur)
2 Scheiben Vollkorntoast
4 EL Kichererbsenaufstrich (Rezept siehe S. 42/
»Vorbereitung für die 2. Woche«; alternativ
150 g Putenbrust in Scheiben)

1 Den Apfel vierteln, entkernen, schälen und auf der Gemüsereibe raspeln. Den Joghurt mit den Apfelraspeln in einem Schälchen glatt rühren.

2 Das Toastbrot leicht rösten, mit dem Kichererbsenmus bestreichen bzw. mit der Putenbrust belegen und den Apfeljoghurt dazu essen.

MITTAGESSEN

Pellkartoffeln mit Tomaten-Radieschen-Quark

Zutaten für 1 Portion
3 festkochende Kartoffeln
Meersalz
10 Cocktailtomaten
4 Radieschen
150 g Blattsalat
150 g Magerquark
3 EL Mineralwasser
25 g gemischte Kräuter (tiefgekühlt)
1 Schuss Aceto balsamico

1 Die Kartoffeln waschen und in der Schale in kochendem Salzwasser etwa 20 Minuten garen.

2 Die Cocktailtomaten waschen, die Radieschen putzen und waschen. Beides in kleine Würfel schneiden. Blattsalat putzen, waschen und trocken schleudern.

3 Den Quark mit dem Mineralwasser in einem Schälchen cremig rühren. Die Tomaten- und Radieschenwürfel sowie die Kräuter unterrühren und den Quark mit Essig und Salz abschmecken.

4 Die Pellkartoffeln abgießen und kurz ausdampfen lassen. Mit dem Tomaten-Radieschen-Quark auf einem Teller anrichten. Den Blattsalat mit einer Salatsauce nach Wahl (siehe S. 98/99) marinieren und dazu essen.

FÜR ZWISCHENDURCH

Erdbeer-Kokos-Joghurt

Zutaten für 1 Portion
100 g Erdbeeren (oder Pfirsich, Nektarine, Birne)
150 g fettarmer Naturjoghurt
3 EL Kokosmilch
1 EL Kokosflocken

1 Die Erdbeeren waschen und putzen. Je nach Größe halbieren, vierteln oder längs in Scheiben schneiden.

2 Den Joghurt mit der Kokosmilch in einem Schälchen cremig rühren, die Erdbeeren unterheben und mit den Kokosflocken bestreuen.

ABENDESSEN

Hühner-Gemüse-Suppe

Zutaten für 2 Portionen

½ Zwiebel · 3 Möhren · ¼ Sellerieknolle

2 Kohlrabi · 2 Stangen Lauch

30 g Ingwer

300 g Hähnchenbrust · 3 EL Sesamöl

1 l Gemüsebrühe

½ Bund Schnittlauch

Meersalz · Pfeffer aus der Mühle

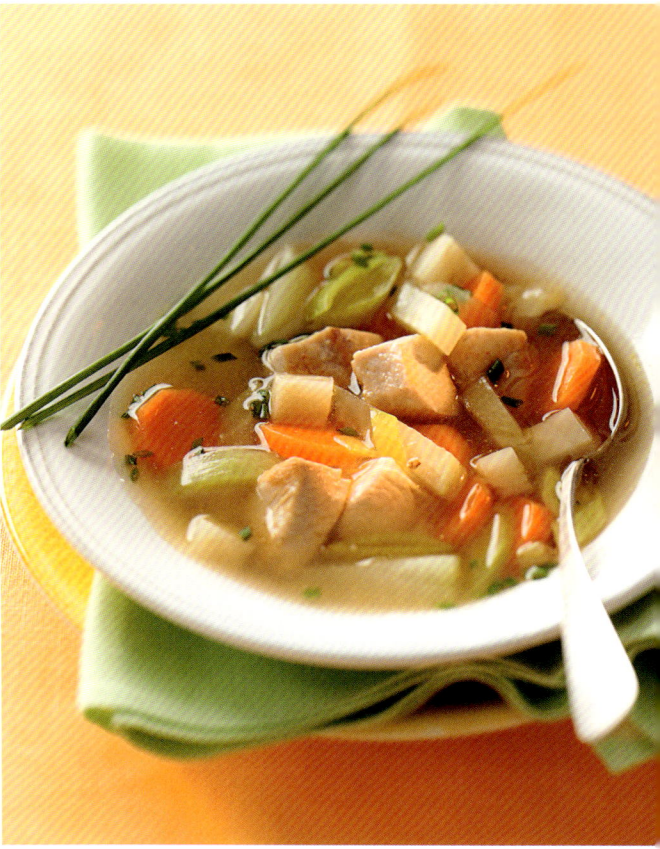

Mein Tipp

Diese Suppe ist ein echter Hit: Sie regt den Stoffwechsel an, macht satt und belastet Magen und Darm nicht. So muss der Körper weniger Verdauungsarbeit leisten – und wir sind fitter! Zudem ist dieses Rezept eine köstliche Resteverwertung: Sie können dafür jedes Gemüse verwenden, das Sie im Kühlschrank haben. Am besten kochen Sie gleich eine größere Menge, die Suppe hält sich im Kühlschrank mehrere Tage. So sind Sie für stressige Phasen gewappnet, in denen Sie keine Zeit zum Kochen haben.

1 Die Zwiebel schälen. Die Möhren, den Sellerie und die Kohlrabi putzen und schälen, den Lauch putzen und waschen. Das Gemüse klein schneiden. Den Ingwer schälen und auf der Gemüsereibe fein reiben.

2 Die Hähnchenbrust waschen, trocken tupfen und in Stücke schneiden. Das Sesamöl in einem Topf erhitzen, das Fleisch und das Gemüse darin etwa 2 Minu-

ten unter Rühren anbraten. Die Brühe angießen, die Suppe aufkochen und etwa 15 Minuten köcheln lassen.

3 Den Schnittlauch waschen, trocken schütteln und in Röllchen schneiden. Die Hühner-Gemüse-Suppe mit Salz und Pfeffer abschmecken. Die Hälfte der Suppe in einem tiefen Teller anrichten und mit dem Schnittlauch bestreuen. Die restliche Suppe vollständig abkühlen lassen und zugedeckt bis Samstag im Kühlschrank aufbewahren.

FREITAG

2. WOCHE

FRÜHSTÜCK

Cremiger Bananenquark mit Leinsamen

Zutaten für 1 Portion

1 EL geschroteter Leinsamen · 150 g Magerquark
3 EL Mineralwasser · 1 große Banane · 8 Haselnüsse

1 Den Leinsamen in eine kleine Schüssel geben,
2 EL lauwarmes Wasser darübergeben und 5 Minuten
quellen lassen.

2 Den Quark mit dem Mineralwasser in einen hohen
Rührbecher geben. Die Banane schälen, in Scheiben
schneiden, dazugeben und alles mit dem Stabmixer
zu einer cremigen Masse pürieren.

3 Haselnüsse grob hacken. Den Bananenquark mit
Leinsamen und Nüssen in einem Schälchen anrichten.

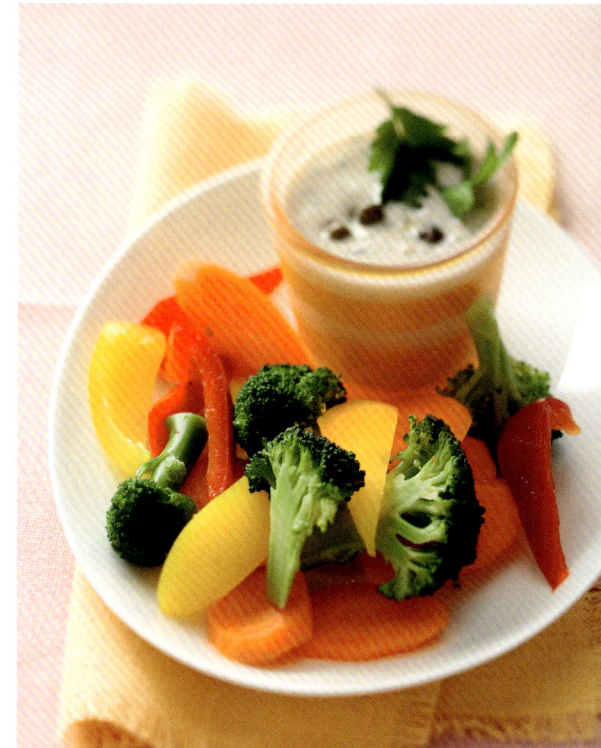

MITTAGESSEN

Buntes Gemüse mit Thunfischsauce

Zutaten für 1 Portion

100 g Brokkoli · 1 Möhre · je ½ gelbe und rote
Paprikaschote · Meersalz · Pfeffer aus der Mühle
abgeriebene Schale und Saft von 1 unbehandelten
Zitrone oder Limette
160 g Thunfisch (aus der Dose; im eigenen Saft)
3 EL Naturjoghurt · 2 EL Sojasahne · 2 EL Olivenöl
½ Bund Petersilie · 3 EL eingelegte Kapern
50 g Vollkornbaguette

1 Den Brokkoli putzen, waschen und in einzelne Röschen teilen. Die Möhre putzen, schälen und in Scheiben schneiden. Die Paprika entkernen, waschen und
in Rauten schneiden.

2 Wenig Wasser in einer Pfanne erhitzen (sodass der
Boden gerade bedeckt ist), das Gemüse hineingeben
und zugedeckt etwa 5 Minuten bissfest dünsten. Mit
Salz, Pfeffer, Zitronenschale und -saft abschmecken.

3 Thunfisch abtropfen lassen. Mit Joghurt, Sojasahne,
Olivenöl, Salz und Pfeffer in einen hohen Rührbecher
geben und mit dem Stabmixer fein pürieren.

4 Die Petersilie waschen und trocken schütteln, die Blätter abzupfen und fein hacken. Die Petersilie mit den abgetropften Kapern unter die Thunfischsauce rühren. Das gegarte Gemüse mit der Thunfischsauce auf einem Teller anrichten. Das Baguette dazu essen.

Mein Tipp

Rollen Sie die Zitrone oder Limette vor dem Anschneiden fest auf der Arbeitsfläche hin und her, dann haben Sie eine wesentlich höhere Saftausbeute. Übrigens: Trinken Sie jeden Tag etwas frisch gepressten Zitronensaft in einem Glas Wasser, das versorgt Sie mit hochwertigem Vitamin C. Gerade in Stress- und Erkältungszeiten ein kleines Wundermittel – und so einfach.

FÜR ZWISCHENDURCH

Fruchtshake

Zutaten für 1 Portion
100 g Obst der Saison nach Wahl
150 g Buttermilch · 3 Minzeblätter

1 Das Obst je nach Sorte putzen und waschen bzw. schälen und bei Bedarf entkernen oder entsteinen. Das Obst in Stücke schneiden und in einen hohen Rührbecher geben.

2 Die Buttermilch dazugießen und alles mit dem Stabmixer fein pürieren.

3 Den Shake in ein Glas füllen und mit den Minzeblättern garnieren.

ABENDESSEN

Hähnchenbrust mit gebratenem Gemüse

Zutaten für 1 Portion
2 Möhren · ¼ Sellerieknolle · 2 Frühlingszwiebeln
2 gelbe Paprikaschoten · 150 g Hähnchenbrust
1 TL Senf · 1 TL Honig
Meersalz · Pfeffer aus der Mühle
4 EL Sesamöl · 1 Schuss trockener Weißwein
4 EL Sojasahne · 2 EL gehackte Petersilie

1 Die Möhren und den Sellerie putzen und schälen, die Frühlingszwiebeln putzen und waschen. Die Paprika längs halbieren, entkernen und waschen. Möhren und Sellerie in Würfel, Frühlingszwiebeln in Ringe und Paprika in Rauten schneiden.

2 Die Hähnchenbrust waschen, trocken tupfen und flach schneiden oder klopfen. Den Senf mit dem Honig in einem kleinen Schälchen verrühren. Das Fleisch mit dem Senf-Honig bestreichen und mit Salz und Pfeffer würzen.

3 In einer Pfanne 2 EL Sesamöl erhitzen und das Gemüse darin unter Rühren bissfest braten. Mit Salz und Pfeffer würzen.

4 In einer zweiten Pfanne das restliche Sesamöl erhitzen und das Hähnchenfleisch darin auf beiden Seiten scharf anbraten, dann bei schwacher Hitze etwa 4 Minuten weitergaren. Mit dem Wein ablöschen und die Sojasahne hinzufügen.

5 Das Gemüse auf einen Teller geben, die Hähnchenbrust mit der Sauce daneben anrichten und mit der Petersilie bestreuen.

SAMSTAG

2. WOCHE

FRÜHSTÜCK

Brot mit Putenbrust und scharfem Paprikamus

Zutaten für 1 Portion

1 rote Paprikaschote · 1 EL Olivenöl
Cayennepfeffer
1 Scheibe Vollkornbrot (60 g)
100 g Putenbrust (in Scheiben)
40 g Pinienkerne · 1 Vollkorntoast
2 EL Kichererbsenaufstrich
(Rezept siehe S. 42/»Vorbereitung für die 2. Woche«)
1 Stück Obst der Saison nach Wahl (außer Banane)

1 Paprika längs halbieren, entkernen und waschen. In kleine Würfel schneiden und in einen hohen Rührbecher geben. Das Olivenöl und 1 Prise Cayennepfeffer dazugeben und mit dem Stabmixer fein pürieren.

2 Das Vollkornbrot mit der Putenbrust belegen und das Paprikamus darauf verteilen. Die Pinienkerne darüberstreuen. Das Toastbrot leicht rösten und mit dem Kichererbsenmus bestreichen.

3 Obst je nach Sorte putzen und waschen bzw. schälen und bei Bedarf entkernen oder entsteinen. In mundgerechte Stücke schneiden und dazu essen.

> ### Mein Tipp
>
> *Hirse enthält reichlich Fluor, Schwefel, Phosphor, Magnesium, Kalium und besonders viel Silizium (Kieselsäure) und Eisen – ein Mix, der für straffe Haut, feste Nägel und schöne Haare sorgt.*

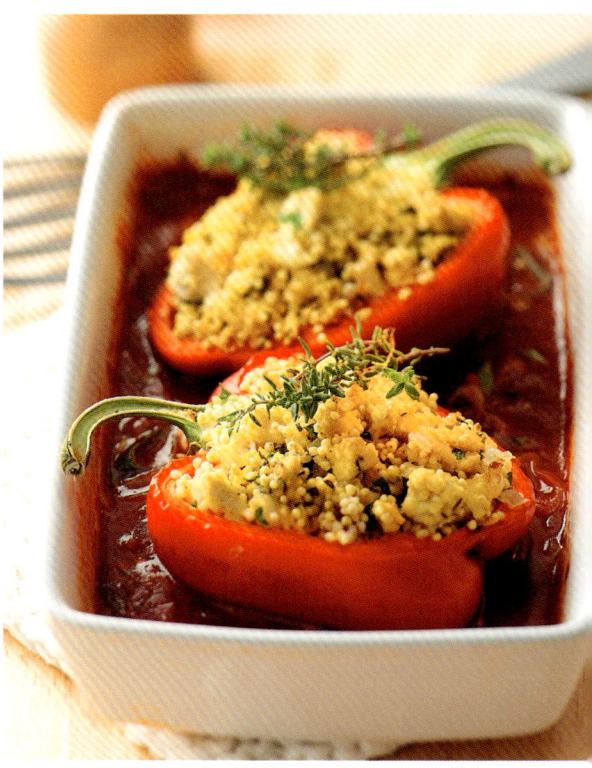

MITTAGESSEN

Gefüllte Paprikaschoten mit Hirse

Zutaten für 1 Portion
Für die Sauce:

3 Frühlingszwiebeln · 2 Knoblauchzehen
1 EL Olivenöl · 1 EL getrocknete Kräuter der Provence
400 g passierte Tomaten (aus dem Tetrapak)
200 ml Gemüsebrühe · 1 TL Reissirup
1 Schuss Aceto balsamico

Für die Paprikaschoten:

Meersalz · 50 g Hirse
2 rote Paprikaschoten · 1 Zwiebel
150 g Tofu · 1 TL Butter
Pfeffer aus der Mühle
je 1/2 TL getrockneter Thymian und Majoran
2 Eigelb

1 Für die Sauce die Frühlingszwiebeln putzen, waschen und in feine Ringe schneiden. Den Knoblauch schälen und in feine Würfel schneiden. Das Olivenöl in einer Pfanne erhitzen, Frühlingszwiebeln und Knoblauch darin andünsten. Die Kräuter und die passierten Tomaten hinzufügen. Die Brühe angießen und die Sauce etwa 10 Minuten köcheln lassen. Mit Reissirup und Essig abschmecken und nach Belieben mit etwas Tomatenmark binden.

2 Für die Paprikaschoten 100 ml Salzwasser zum Kochen bringen und die Hirse einrieseln lassen. Bei schwacher Hitze etwa 15 Minuten garen. Den Backofen auf 220 °C vorheizen.

3 Die Paprika längs halbieren, entkernen und waschen. Die Zwiebel schälen und in feine Würfel schneiden. Den Tofu waschen, trocken tupfen und in einem tiefen Teller mit einer Gabel zerdrücken.

4 Die Butter in einer Pfanne erhitzen und die Zwiebel darin andünsten. Den zerkleinerten Tofu dazugeben und kurz mitbraten. Mit Salz, Pfeffer, Thymian und Majoran würzen. Die gegarte Hirse und die Eigelbe untermischen.

5 Die Hirse-Tofu-Mischung in die Paprikahälften füllen. Die Tomatensauce in eine ofenfeste Form geben und die gefüllten Paprikahälften hineinsetzen. Die Paprikaschoten im Ofen auf der mittleren Schiene etwa 40 Minuten garen.

FÜR ZWISCHENDURCH

Mango-Sahne-Eis

Zutaten für 4 Portionen
1–2 Mangos · 120 g Sojasahne
200 g fettarmer Naturjoghurt
200 g Magerquark · 1 Spritzer Zitronensaft

1 Die Mango(s) vom Stein lösen, schälen und das Fruchtfleisch in grobe Stücke schneiden.

2 Das Mangofruchtfleisch mit der Sojasahne, dem Joghurt, dem Quark und dem Zitronensaft im Mixer fein pürieren und nach Belieben mit Reissirup abschmecken.

3 Die Masse in kleine Eisformen füllen und mindestens 6 Stunden tiefkühlen. Ein Viertel davon genießen, das restliche Eis an Familie, Freunde oder Nachbarn verteilen oder im Tiefkühlfach aufbewahren.

ABENDESSEN

Hühner-Gemüse-Suppe

Zutaten für 1 Portion
restliche Hühner-Gemüse-Suppe von Donnerstag
1/2 Bund Petersilie

1 Den Rest der Suppe von Donnerstag aus dem Kühlschrank nehmen und langsam erwärmen.

2 Die Petersilie waschen und trocken schütteln, die Blätter abzupfen und fein hacken. Die Hühner-Gemüse-Suppe in einem tiefen Teller anrichten und mit der Petersilie bestreuen.

FRÜHSTÜCK

Süßes Omelett mit Obst der Saison

Zutaten für 1 Portion

2 Eiweiß · 1 Ei · 2 EL fettarme Milch (Kuh-, Reis-,
Soja- oder Hafermilch)
2 EL Reissirup · ½ EL Kokosfett
100 g saftiges Obst der Saison nach Wahl
2 EL Pinienkerne · 1 Apfel

1 Eiweiße, Ei, Milch und Reissirup in einer kleinen Schüssel verquirlen. Kokosfett in einer Pfanne erhitzen und die Eiermasse darin auf beiden Seiten etwa 4 Minuten zu einem goldbraunen Omelett backen.

2 Das Obst je nach Sorte putzen und waschen bzw. schälen, bei Bedarf entkernen oder entsteinen und in mundgerechte Stücke schneiden.

3 Das Omelett auf einem Teller mit dem Obst anrichten und mit den Pinienkernen bestreuen. Den Apfel waschen, vierteln, entkernen und in Spalten schneiden. Dazu essen.

Mein Tipp

Wer Angst hat, Eier könnten den Cholesterinspiegel erhöhen, den kann ich beruhigen. Das Eigelb enthält zwar viel Cholesterin – dieses erhöht jedoch nicht den Cholesterinspiegel im Blut. Aber auch hier gilt: Die Dosis ist entscheidend. Im Schnitt ein Ei pro Tag dürfen Sie genießen!

NACHMITTAGS

Quarkspeise mit Erdbeeren

Zutaten für 4 Portionen

250 g Erdbeeren
4 Blatt weiße Gelatine
125 g Sojasahne
200 g Erdbeerjoghurt (aus Soja- oder Kuhmilch)
200 g fettarmer Frischkäse
250 g Magerquark
1–2 TL Reissirup oder Honig
1 Msp. Vanillemark

1 Die Erdbeeren waschen, putzen und gut abtropfen lassen. Einige schöne Erdbeeren für die Garnitur beiseitelegen, die restlichen Erdbeeren klein schneiden.

2 Die Gelatine in kaltem Wasser einweichen. Die Sojasahne mit dem Joghurt, dem Frischkäse und dem Quark in einer Schüssel cremig rühren. Mit dem Reissirup oder dem Honig süßen und das Vanillemark unterrühren.

3 Die Gelatine ausdrücken und in einem kleinen Topf erwärmen, bis sie sich aufgelöst hat. Nach und nach 2 bis 3 EL der Quarkmasse unter die Gelatine rühren, dann die Gelatinemischung unter die restliche Quarkmasse rühren.

4 Die zerkleinerten Erdbeeren untermischen und alles in eine Schale füllen. Die Quarkspeise 2 bis 3 Stunden kühl stellen.

5 Die Quarkspeise mit den beiseitegelegten Erdbeeren garnieren. Ein Viertel davon essen, der Rest ist für die Familie, Freunde oder liebe Nachbarn.

Lammfilet mit Birnen-Bohnen-Gemüse

Zutaten für 1 Portion

300 g grüne Bohnen (frisch oder tiefgekühlt)
Meersalz
2 Tomaten
1 Birne
1 Zwiebel
3 Stiele Bohnenkraut
150 g Lammfilet
Pfeffer aus der Mühle
2 EL Sesamöl

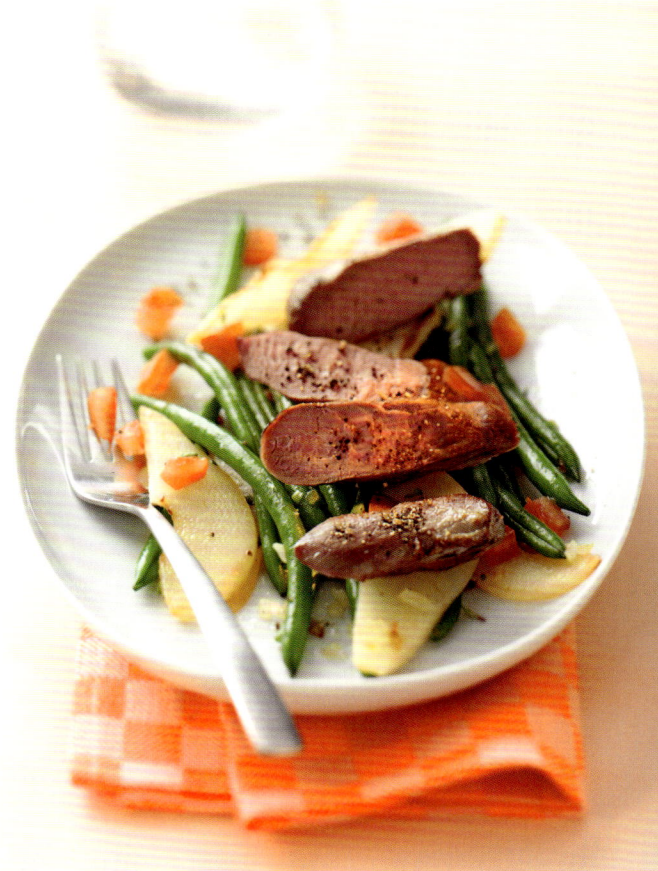

1 Die frischen Bohnen putzen und waschen. Salzwasser zum Kochen bringen. Die Bohnen darin etwa 10 Minuten bissfest garen, in ein Sieb abgießen, kalt abschrecken und abtropfen lassen.

2 Die Tomaten waschen und in kleine Stücke schneiden, dabei die Stielansätze entfernen. Die Birne waschen, vierteln, entkernen und nach Belieben in Spalten oder mundgerechte Stücke schneiden.

3 Die Zwiebel schälen und in feine Würfel schneiden. Das Bohnenkraut waschen, trocken schütteln, die Blätter abzupfen und fein hacken.

4 Das Lammfilet waschen und trocken tupfen. Das Fleisch in etwa 2 cm dicke Scheiben schneiden und mit Salz und Pfeffer würzen. In einer Pfanne 1 EL Sesamöl erhitzen und die Lammmedaillons darin bei mittlerer Hitze auf beiden Seiten etwa 6 Minuten braten.

5 Das restliche Sesamöl in einer zweiten Pfanne erhitzen und die Zwiebel darin andünsten. Das Bohnenkraut dazugeben und kurz mitdünsten. Die Bohnen, die Tomaten und die Birne hinzufügen, kurz garen und mit Salz und Pfeffer würzen. Die Lammmedaillons mit dem Birnen-Bohnen-Gemüse auf einem Teller anrichten.

FRÜHSTÜCK

Vollkornbrot mit Obstmus und Hüttenkäse

Zutaten für 1 Portion

150 g Obst der Saison nach Wahl · 150 g Hüttenkäse
1 Scheibe Vollkornbrot (60 g) · 3 EL gehackte Mandeln

1 Das Obst je nach Sorte putzen und waschen bzw. schälen und bei Bedarf entkernen oder entsteinen. Das Obst in Stücke schneiden, in einen hohen Rührbecher geben und mit dem Stabmixer fein pürieren.

2 Das Obstmus unter den Hüttenkäse rühren, auf dem Brot verteilen und mit den Mandeln bestreuen.

MITTAGESSEN

Kichererbsen-Thunfisch-Salat

Zutaten für 1 Portion

1 kleine Dose Kichererbsen (265 g Abtropfgewicht)
1 kleine Dose Thunfisch (im eigenen Saft;
140 g Abtropfgewicht)
100 g fettarmer Naturjoghurt · 2 Tomaten
½ Salatgurke · 1 EL Aceto balsamico
Meersalz · Pfeffer aus der Mühle
1 EL Olivenöl · 1 EL eingelegte Kapern

1 Die Kichererbsen und den Thunfisch jeweils auf einem Sieb abtropfen lassen. Den Thunfisch mit einer Gabel zerpflücken und mit dem Joghurt in einer Schüssel mischen.

2 Die Tomaten waschen und klein schneiden, dabei die Stielansätze entfernen. Die Gurke schälen und in Scheiben oder Stücke schneiden.

3 Für die Vinaigrette den Essig mit Salz und Pfeffer verrühren, dann das Olivenöl unterrühren und die abgetropften Kapern dazugeben.

4 Die Kichererbsen, die Tomaten und die Gurke mit der Vinaigrette mischen und den Salat auf einen großen Teller geben. Den Thunfisch-Mix darauf anrichten.

Mein Tipp

Warum Vollkornmehl und nicht Weißmehl? Alle Vollkornprodukte werden aus dem vollen Korn hergestellt. Wie der Name schon sagt, wird dabei auch die Schale der Getreidekörner mitverarbeitet. Das ist gut so, denn in der Schale und in den Randschichten darunter finden sich wichtige Mineralien und Vitamine, die wir brauchen. Vollkornprodukte haben noch ein weiteres Plus: Durch die enthaltenen Ballaststoffe werden sie langsamer im Körper verstoffwechselt, d. h., man fühlt sich länger satt, und der Blutzuckerspiegel bleibt relativ konstant. Da haben Heißhungerattacken keine Chance. Der folgende bildhafte Vergleich bringt es auf den Punkt: Hartholz (Vollkornprodukte) brennt lange und gibt seine Wärme kontinuierlich ab; Stroh (Weißmehlprodukte) dagegen verbrennt schnell, und die Wärme ist im Nu verpufft.

FÜR ZWISCHENDURCH

Putenbrust mit Apfel

Zutaten für 1 Portion
1 Apfel · 80 g Putenbrust (in Scheiben)

1 Den Apfel waschen, vierteln und entkernen. Die Apfelviertel in dünne Spalten schneiden und auf einem kleinen Teller auslegen.

2 Die Putenbrustscheiben darauf anrichten.

ABENDESSEN

Feurige Paprikacremesuppe

Zutaten für 2 Portionen
3 rote Paprikaschoten · 2 Zwiebeln
1 Möhre · 2 TL Sesamöl
1–2 TL Paprikapulver (edelsüß oder rosenscharf)
80 g rote Linsen · 400 ml Gemüsebrühe
3 EL Sojasahne
Meersalz · Pfeffer aus der Mühle
2 TL Zitronensaft · 2 EL Schnittlauchröllchen
120 g Tofu · 2 EL Sojasauce

1 Die Paprika längs halbieren, entkernen und waschen. Die Zwiebeln schälen, die Möhre putzen und schälen. Das Gemüse klein schneiden.

2 In einem Topf 1 TL Sesamöl erhitzen und das Gemüse darin andünsten. Das Paprikapulver und die Linsen dazugeben und mit der Brühe ablöschen. Die Suppe aufkochen, bei mittlerer Hitze 10 Minuten köcheln lassen und mit dem Stabmixer pürieren.

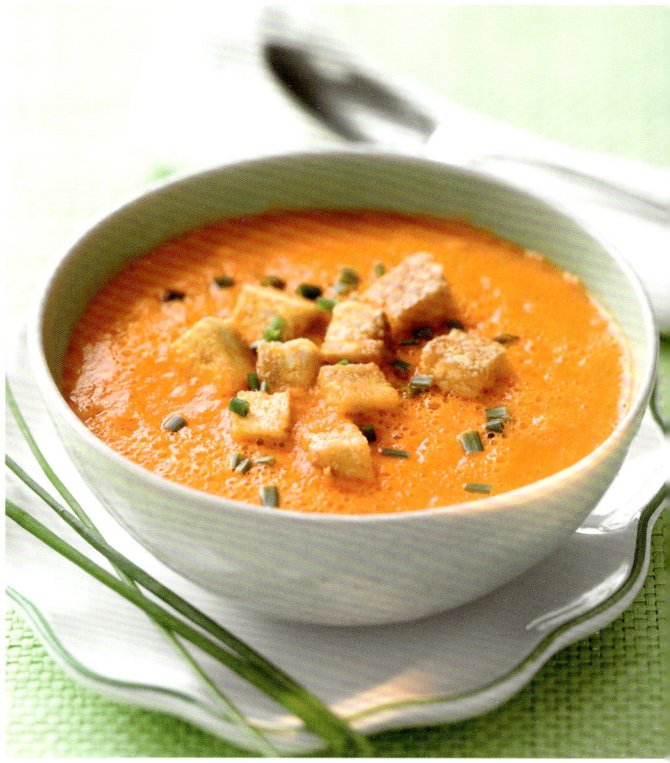

3 Die Sojasahne unterrühren und die Suppe mit Salz, Pfeffer und Zitronensaft abschmecken. Die Schnittlauchröllchen unterrühren. Die Hälfte der Suppe beiseitestellen, vollständig auskühlen lassen und bis Mittwoch im Kühlschrank aufbewahren.

4 Den Tofu waschen, trocken tupfen und in Würfel schneiden. Das restliche Sesamöl in einer Pfanne erhitzen und den Tofu darin rundum knusprig braten. Mit der Sojasauce ablöschen.

5 Die Suppe in einem tiefen Teller anrichten und die Tofuwürfel darüberstreuen.

FRÜHSTÜCK

Exotischer Hirsebrei

Zutaten für 2 Portionen
1/2 l fettarme Milch (Kuh-, Reis-, Soja-
oder Hafermilch)
100 g Hirse · 50 g Kokosflocken
1/2 Ananas · 100 g Hüttenkäse

1 Die Milch in einem kleinen Topf zum Kochen bringen. Die Hirse und die Kokosflocken einrühren und bei schwacher Hitze etwa 15 Minuten quellen lassen. Vom Herd nehmen und noch etwas ziehen lassen.

2 Die Hälfte vom Hirsebrei beiseitestellen, vollständig auskühlen lassen und zugedeckt bis Donnerstag im Kühlschrank aufbewahren.

3 Die Ananas schälen, den harten Strunk entfernen und das Fruchtfleisch in mundgerechte Stücke schneiden. Die Ananas mit dem Hüttenkäse mischen und mit dem Hirsebrei in einem Schälchen anrichten.

MITTAGESSEN

Bandnudeln mit Spinat-Gorgonzola-Sauce

Zutaten für 1 Portion
200 g Blattspinat (tiefgekühlt)
1/2 Zwiebel · 2 Knoblauchzehen
150 g Blattsalat
50 g Vollkornbandnudeln · Meersalz
150 g Tofu

2 EL Dijon-Senf mit Honig
2 EL Sesamöl
1 Schuss trockener Weißwein
4 EL Sojasahne
Pfeffer aus der Mühle
40 g Gorgonzola

1 Den Blattspinat auftauen lassen. Die Zwiebel und den Knoblauch schälen und in feine Würfel schneiden. Den Blattsalat putzen, waschen und trocken schleudern.

2 Die Bandnudeln nach Packungsanweisung in reichlich kochendem Salzwasser bissfest garen, in ein Sieb abgießen und abtropfen lassen.

3 Inzwischen den Tofu waschen und trocken tupfen. Den Tofu in kleine Würfel schneiden und in einer kleinen Schüssel im Senf wenden. In einer Pfanne 1 EL Sesamöl erhitzen und den Tofu darin unter Rühren rundum scharf anbraten. Aus der Pfanne nehmen und beiseitestellen.

4 Das restliche Sesamöl in der Pfanne erhitzen, die Zwiebel und den Knoblauch darin andünsten. Den Spinat dazugeben und kurz mitdünsten. Mit dem Wein ablöschen und die Sojasahne unterrühren. Die Sauce mit Salz und Pfeffer würzen und bei Bedarf mit etwas Gemüsebrühe strecken.

5 Den Gorgonzola in kleine Würfel schneiden. Die Bandnudeln mit der Sauce in einem tiefen Teller anrichten und mit den Tofu- und Gorgonzolawürfeln bestreuen. Den Blattsalat mit einer Salatsauce nach Wahl (siehe S. 98/99) marinieren und dazu essen.

FÜR ZWISCHENDURCH

Naturjoghurt mit Beerenmus

Zutaten für 1 Portion

150 g gemischte Beeren (tiefgekühlt)
125 g fettarmer Naturjoghurt
1 TL Reissirup oder Honig

1 Die Beeren antauen lassen, in einen hohen Rührbecher geben und mit dem Stabmixer fein pürieren.

2 Den Joghurt mit Reissirup oder Honig cremig rühren und das Beerenmus darübergeben.

ABENDESSEN

Hähnchensalat mit Spargel

Zutaten für 1 Portion

150 g Hähnchenbrust · 3 EL Olivenöl
Meersalz · Pfeffer aus der Mühle
¼ TL Paprikapulver (edelsüß oder rosenscharf)
5 Cocktailtomaten
1 kleines Glas weißer Spargel
(ca. 200 g Abtropfgewicht)
1 Scheibe frische Ananas
100 g fettarmer Naturjoghurt · 2 EL Aceto balsamico
1 Scheibe Vollkorntoast · 1 TL Butter
1 TL ganzer Schwarzkümmel

1 Die Hähnchenbrust waschen, trocken tupfen und in Stücke schneiden. Die Hähnchenbrust in 1 EL Olivenöl unter Rühren scharf anbraten. Mit Salz, Pfeffer und Paprikapulver würzen und beiseitestellen.

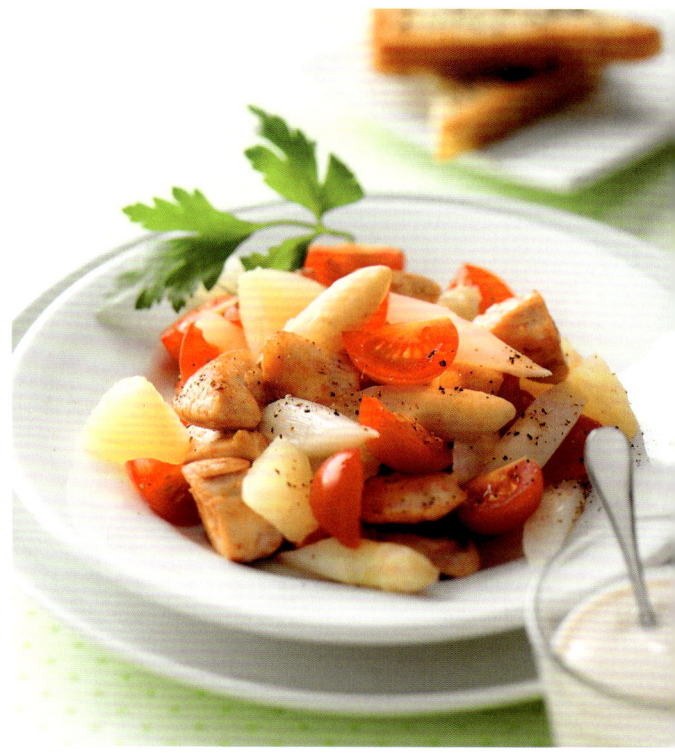

2 Die Cocktailtomaten waschen und halbieren. Den Spargel abgießen und abtropfen lassen. Spargel und Ananas in Stücke schneiden.

3 Für das Dressing den Joghurt in einer Schüssel mit dem restlichen Olivenöl und dem Essig glatt rühren und mit Salz und Pfeffer würzen. Tomaten, Spargel und Ananas untermischen, auf einem Teller anrichten und die noch lauwarmen Fleischstücke darübergeben.

4 Das Toastbrot leicht rösten und mit der Butter bestreichen. Mit dem Schwarzkümmel bestreuen und zum Salat essen.

FRÜHSTÜCK

Bunter Beerenquark

Zutaten für 1 Portion

300 g gemischte Beeren (tiefgekühlt)
100 g Magerquark
50 g fettarmer Naturjoghurt
3 EL Mineralwasser
1 TL Reissirup oder Honig
4 Cashewkerne

1 Die Beeren auftauen lassen. Den Quark in einer Schüssel mit dem Joghurt, dem Mineralwasser und dem Reissirup oder Honig cremig rühren.

2 Die aufgetauten Beeren unter den Quark mischen und den Beerenquark in einem Schälchen anrichten. Mit den Cashewkernen bestreuen.

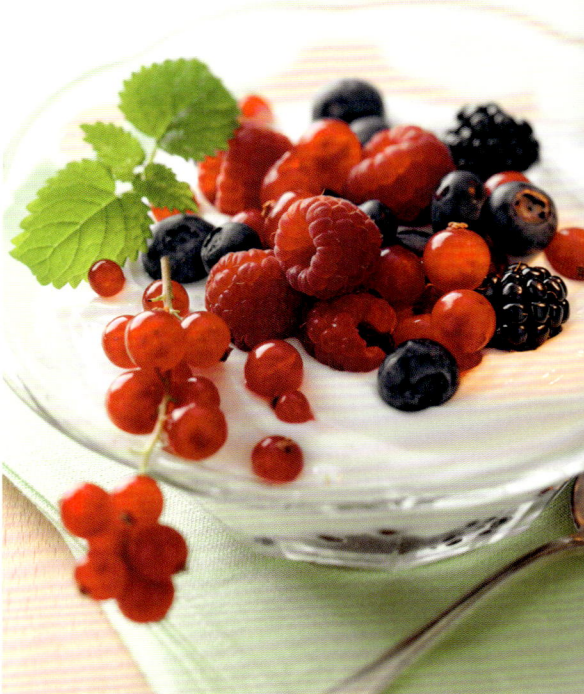

MITTAGESSEN

Linsensalat mit Schafskäse

Zutaten für 1 Portion

50 g Belugalinsen
5 Cocktailtomaten
2 Frühlingszwiebeln
1 Orange · 1 Apfel
1 EL Aceto balsamico
Meersalz · Pfeffer aus der Mühle
1 EL Olivenöl
100 g fettarmer Schafskäse

1 Die Linsen in einem Sieb waschen und abtropfen lassen. In kochendem Wasser etwa 10 Minuten garen, in ein Sieb abgießen und abtropfen lassen.

2 Die Cocktailtomaten waschen und vierteln. Die Frühlingszwiebeln putzen, waschen und schräg in Stücke schneiden.

3 Die Orange so großzügig schälen, dass auch die weiße Haut mit entfernt wird. Die Orange vierteln und die Viertel in dünne Scheiben schneiden. Den Apfel waschen, vierteln, entkernen und die Viertel ebenfalls in dünne Scheiben schneiden.

4 Für die Vinaigrette den Essig mit Salz und Pfeffer verrühren, dann das Olivenöl unterrühren. Linsen, Tomaten, Frühlingszwiebeln, Orange und Apfel in eine Schüssel geben und mit der Vinaigrette vermischen. Den Schafskäse zerbröckeln und darüberstreuen.

Mein Tipp

Linsen machen satt, aber ganz und gar nicht müde. Sie enthalten pure Energie: reichlich Eiweiß, viele Kohlenhydrate und Ballaststoffe, jedoch wenig Fett – und das kommt eindeutig der Figur zugute. Außerdem liefern die kleinen Hülsenfrüchte Mineralstoffe und vor allem B-Vitamine. Letztere kurbeln den gesamten Stoffwechsel an und sorgen für geistiges Durchhaltevermögen und »Nerven wie Drahtseile«.

FÜR ZWISCHENDURCH

Süßer Tofu

Zutaten für 1 Portion
150 g Tofu · 1 EL Sesamöl
2 EL Erdnussbutter (ungesüßt)
¹/₂ TL Reissirup oder Honig

1 Den Tofu waschen, trocken tupfen und in Scheiben schneiden. Das Sesamöl in einer Pfanne erhitzen und die Tofuscheiben darin auf beiden Seiten anbraten.

2 Die Erdnussbutter mit 2 EL heißem Wasser und dem Reissirup oder Honig verrühren. Die gebratenen Tofuscheiben darin wenden.

ABENDESSEN

Paprikacremesuppe mit Shrimps

Zutaten für 1 Portion
restliche Paprikacremesuppe von Montag
130 g Shrimps (küchenfertig)
2 Knoblauchzehen
1 EL Olivenöl
Meersalz · Pfeffer aus der Mühle

1 Den Rest der Paprikacremesuppe von Montag aus dem Kühlschrank nehmen und in einem Topf langsam erwärmen.

2 Die Shrimps am Rücken entlang einschneiden und den dunklen Darm entfernen. Die Shrimps waschen und trocken tupfen.

3 Den Knoblauch schälen und in Scheiben schneiden. Das Olivenöl in einer Pfanne erhitzen und die Shrimps darin etwa 1 Minute anbraten. Den Knoblauch dazugeben und unter Rühren weitere 3 Minuten braten. Mit wenig Salz und Pfeffer würzen.

4 Die heiße Suppe in einen tiefen Teller füllen und die gebratenen Shrimps daraufgeben.

FRÜHSTÜCK

Hirsebrei mit Leinsamen

Zutaten für 1 Portion

restlicher Hirsebrei von Dienstag · 1–2 EL fettarme Milch (Kuh-, Reis-, Soja- oder Hafermilch) · 2 EL geschroteter Leinsamen · 150 g Lieblingsobst 6 Nüsse nach Wahl · 100 g Hüttenkäse

1 Den restlichen Hirsebrei von Dienstag aus dem Kühlschrank nehmen und mit der Milch in einem kleinen Topf langsam erwärmen.

2 Den Leinsamen in einem kleinen Schälchen mit 2 EL lauwarmem Wasser quellen lassen. Das Obst je nach Sorte putzen und waschen bzw. schälen, bei Bedarf entkernen oder entsteinen und in mundgerechte Stücke schneiden. Die Nüsse grob hacken.

3 Leinsamen unter den Hirsebrei rühren und mit Obst, Nüssen und Hüttenkäse anrichten.

MITTAGESSEN

Seitangeschnetzeltes mit Champignons und Hummus

Zutaten für 1 Portion

1 kleine Dose Kichererbsen (265 g Abtropfgewicht) 3 EL Sesamöl · Meersalz · Pfeffer aus der Mühle 150 g Seitan (ersatzweise Tofu) 1 Zwiebel · 200 g Champignons 3 Stiele Petersilie · 4 EL Sojasauce 100 ml Gemüsebrühe · 50 g Sojasahne

1 Für das Hummus die Kichererbsen in ein Sieb abgießen und abtropfen lassen. Die Kichererbsen in einen hohen Rührbecher geben, 2 EL Sesamöl und etwa 2 bis 3 EL Wasser (oder Milch) hinzufügen und alles mit dem Stabmixer fein pürieren. Das Kichererbsenmus mit Salz und Pfeffer abschmecken.

2 Den Seitan waschen, trocken tupfen und in Stücke schneiden. Die Zwiebel schälen und in feine Würfel schneiden. Die Champignons putzen, trocken abreiben und in Scheiben schneiden. Die Petersilie waschen und trocken schütteln, die Blätter abzupfen und fein hacken.

3 Das restliche Sesamöl in einer Pfanne erhitzen und die Zwiebel darin andünsten. Die Seitanstücke dazugeben und rundum etwa 4 Minuten braten. Mit der Sojasauce und der Brühe ablöschen und etwas einköcheln lassen.

4 Dann die Sojasahne hinzufügen und ebenfalls leicht einköcheln lassen. Die Champignons und die Petersilie dazugeben und das Geschnetzelte zugedeckt weitere 3 Minuten köcheln lassen. Das Seitangeschnetzelte mit dem Hummus auf einem Teller anrichten und servieren.

Mein Tipp

Seitan ist ein japanisches Produkt aus Weizeneiweiß (Gluten) mit fleischähnlicher Konsistenz. Sie bekommen es in gut sortierten Bio-Läden. Seitan ist fett- und cholesterinarm, eiweißreich und enthält Mineralstoffe und Spurenelemente: ein idealer Fleischersatz also. Bei Glutenunverträglichkeit sollten Sie auf Tofu ausweichen.

FÜR ZWISCHENDURCH

Fruchtiger Kefir

Zutaten für 1 Portion
150 g Obst der Saison nach Wahl
250 g Kefir

1 Das Obst je nach Sorte putzen und waschen bzw. schälen und bei Bedarf entkernen oder entsteinen.

2 Das Obst in Stücke schneiden, in einen hohen Rührbecher geben, den Kefir angießen und alles mit dem Stabmixer fein pürieren. Den fruchtigen Kefir in ein Glas füllen.

ABENDESSEN

Putensteak mit feurigen Paprikaschoten

Zutaten für 1 Portion
je 1 rote, gelbe und grüne Paprikaschote
150 g Putenbrust
Meersalz · Pfeffer aus der Mühle
1 EL Sesamöl
Cayennepfeffer
4 EL Sojasahne

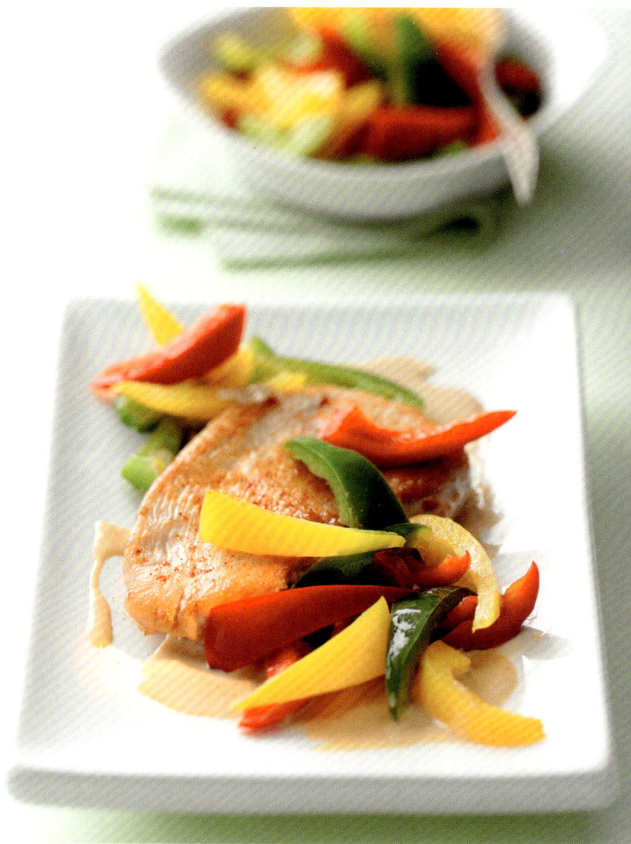

1 Die Paprika längs halbieren, entkernen und waschen. Die Paprikahälften in Streifen oder Rauten schneiden.

2 Die Putenbrust waschen, trocken tupfen und mit Salz und Pfeffer würzen.

3 Das Sesamöl in einer Pfanne erhitzen und das Fleisch darin auf beiden Seiten scharf anbraten.

4 Die klein geschnittenen Paprikaschoten dazugeben und bei mittlerer Hitze etwa 5 Minuten mitbraten. Das Paprikagemüse mit Cayennepfeffer herzhaft würzen und die Sojasahne angießen.

5 Die Putenbrust mit dem Paprikagemüse auf einem Teller anrichten.

FRÜHSTÜCK

Bananenquark mit Kokoschips

Zutaten für 1 Portion
100 g Magerquark
100 g Sojajoghurt natur
1 TL Reissirup
3 EL Mineralwasser
1 Banane
30 g Kokoschips

1 Den Quark mit dem Sojajoghurt, dem Reissirup und dem Mineralwasser in einen hohen Rührbecher geben. Die Banane schälen, in Scheiben schneiden, dazugeben und alles mit dem Stabmixer zu einer cremigen Masse pürieren.

2 Die Kokoschips in einer Pfanne ohne Fett goldbraun rösten. Den Bananenquark in einem Schälchen anrichten und mit den noch warmen Kokoschips bestreuen.

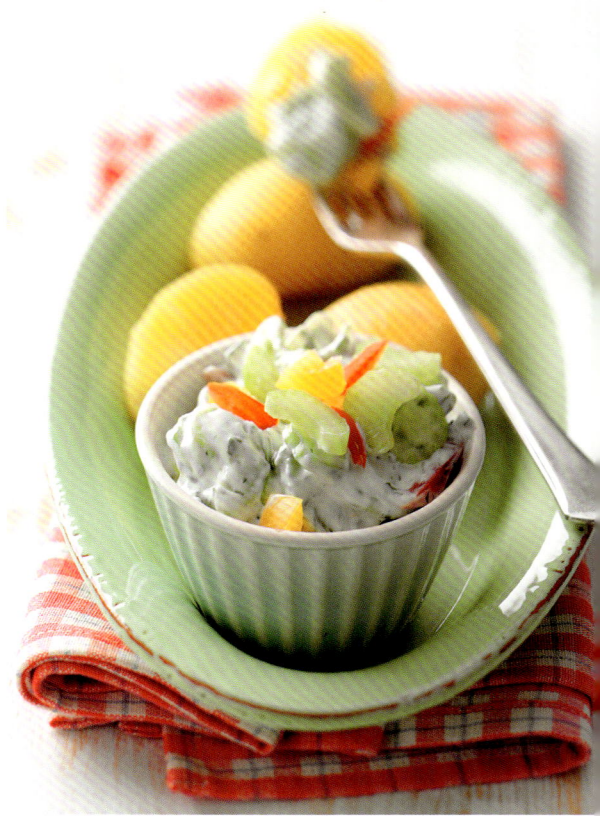

MITTAGESSEN

Pellkartoffeln mit Gemüsequark

Zutaten für 1 Portion
250 g festkochende Kartoffeln
Meersalz
3 Cocktailtomaten
2 Stangen Staudensellerie

¹/₂ gelbe Paprikaschote
150 g Blattsalat
150 g Magerquark
3 EL Mineralwasser
25 g gemischte Kräuter (tiefgekühlt)
1 Schuss Aceto balsamico

1 Die Kartoffeln waschen und in der Schale in kochendem Salzwasser etwa 20 Minuten garen.

2 Die Cocktailtomaten waschen, den Sellerie putzen und waschen. Die Paprika entkernen und waschen. Das Gemüse in kleine Stücke schneiden. Den Blattsalat putzen, waschen und trocken schleudern.

3 Den Quark mit dem Mineralwasser in einer Schüssel cremig rühren. Gemüse und Kräuter unterrühren und den Quark mit Essig und Salz abschmecken.

4 Die Kartoffeln abgießen, kurz ausdampfen lassen, pellen und mit dem Gemüsequark auf einem Teller anrichten. Den Blattsalat mit einer Salatsauce nach Wahl (siehe S. 98/99) marinieren und dazu essen.

FÜR ZWISCHENDURCH

Vollkornbrot mit Harzer Käse

Zutaten für 1 Portion
½ Apfel · 40 g Harzer Käse
½ Scheibe Vollkornbrot (30 g)

1 Den Apfel waschen, halbieren und entkernen. Die Apfelviertel in dünne Spalten schneiden.

2 Den Käse in Scheiben schneiden und das Vollkornbrot damit belegen. Die Apfelspalten darauf anrichten.

Mein Tipp

Geschmacklich ist Harzer Käse etwas gewöhnungsbedürftig, er ist aber ein ideales Welleat-Lebensmittel. Er wird aus Sauermilch hergestellt und besteht zu fast einem Drittel aus Eiweiß. Pro 100 Gramm enthält Harzer Käse nur 0,7 g Fett.

ABENDESSEN

Thunfischsteak mit grünen Erbsen

Zutaten für 1 Portion
200 g Erbsen (tiefgekühlt)
100 g Sojasahne
2 TL Zitronensaft
Meersalz · Pfeffer aus der Mühle
150 g Thunfischsteak
1 EL Sesamöl

1 Die Erbsen mit wenig Wasser in einen kleinen Topf geben, aufkochen und zugedeckt bei mittlerer Hitze etwa 5 Minuten garen. Die Erbsen in ein Sieb abgießen und zurück in den Topf geben.

2 Die Sojasahne in einem zweiten kleinen Topf erhitzen, 1 TL Zitronensaft hinzufügen und mit Salz und Pfeffer würzen. Die gewürzte Sojasahne über die Erbsen gießen.

3 Das Thunfischsteak waschen und trocken tupfen, mit dem restlichen Zitronensaft beträufeln und mit Salz und Pfeffer würzen.

4 Das Sesamöl in einer Pfanne erhitzen und den Thunfisch darin auf beiden Seiten etwa 6 Minuten braten.

5 Das Thunfischsteak mit den Erbsen in Sojasahne auf einem Teller anrichten.

FRÜHSTÜCK

Spiegeleier mit Speck

Zutaten für 1 Portion

250 g Obst der Saison nach Wahl
5 Cocktailtomaten
½ TL Butter
100 g magerer Frühstücksspeck
2 Eier
Meersalz · Pfeffer aus der Mühle
1 TL gehackte Kräuter nach Wahl
(z. B. Bärlauch, Petersilie, Schnittlauch)
1 Scheibe Vollkornbrot (60 g)

1 Das Obst je nach Sorte putzen und waschen bzw. schälen und bei Bedarf entkernen oder entsteinen. Das Obst in mundgerechte Stücke schneiden und auf einem Teller anrichten. Die Cocktailtomaten waschen und halbieren.

2 Die Butter in einer Pfanne erhitzen und den Frühstücksspeck darin leicht anbraten.

3 Die Eier aufschlagen, darübergeben und bei mittlerer Hitze zu Spiegeleiern braten. Mit Salz und Pfeffer würzen und mit den Kräutern bestreuen.

4 Die Spiegeleier mit Speck mit den Tomaten und dem Vollkornbrot auf einem Teller anrichten. Das Obst dazu essen.

MITTAGESSEN

Salat mit Schafskäse und Sonnenblumenkernen

Zutaten für 1 Portion

3 EL Sonnenblumenkerne · 1 TL Sesamöl
150–200 g Blattsalat
1 Möhre · 130 g fettarmer Schafskäse
6 Cashew- oder Walnusskerne

1 Die Sonnenblumenkerne in einer Pfanne im Sesamöl leicht anrösten, beiseitestellen und etwas abkühlen lassen.

2 Den Blattsalat putzen, waschen und trocken schleudern. Die Möhre putzen, schälen und auf der Gemüsereibe grob raspeln. Den Schafskäse in Würfel schneiden.

3 Salat, Möhre und Schafskäse mit einer Salatsauce nach Wahl (siehe S. 98/99) vermischen und auf einem Teller anrichten. Mit den Sonnenblumenkernen und den Nüssen bestreuen.

Mein Tipp

Kerne wie Sonnenblumen- oder Pinienkerne sollten Sie ruhig öfter als Topping verwenden oder zwischendurch knabbern. Die kleinen Samen sind reich an wertvollen Inhaltsstoffen, wie etwa ungesättigten Fettsäuren, den fettlöslichen Vitaminen A, D, E und K sowie Kalzium und Magnesium. Dieser Mix wirkt sich äußerst positiv auf unser gesamtes Herz-Kreislauf-System aus.

FÜR ZWISCHENDURCH

Garnierte Reiswaffel

Zutaten für 1 Portion
100 g Hüttenkäse
2 TL Erdnussbutter (ungesüßt)
1 Reiswaffel

1 Den Hüttenkäse in einer kleinen Schüssel mit der Erdnussbutter verrühren.

2 Den Erdnuss-Hüttenkäse auf der Reiswaffel verteilen oder die Reiswaffel dazu essen.

ABENDESSEN

Gebratener Lachs mit dicken Zucchini

Zutaten für 1 Portion
1–2 Knoblauchzehen
2 Zucchini · 5 Cocktailtomaten
1 Kästchen Kresse
150 g Lachsfilet · 1 TL Zitronensaft
Meersalz · Pfeffer aus der Mühle
2 EL Sesamöl

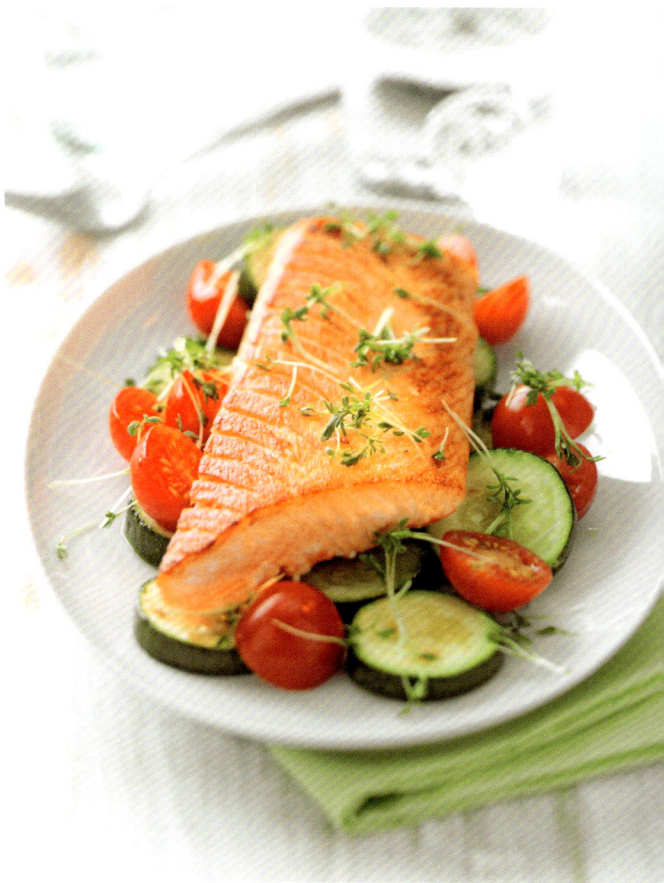

1 Den Knoblauch schälen und in feine Würfel schneiden. Die Zucchini putzen, waschen und in dicke Scheiben schneiden. Die Cocktailtomaten waschen und halbieren. Die Kresse vom Beet schneiden, kalt abbrausen und abtropfen lassen. Das Lachsfilet waschen und trocken tupfen, mit Zitronensaft beträufeln und mit Salz und Pfeffer würzen.

2 Das Sesamöl in einer Pfanne erhitzen und den Lachs darin bei schwacher Hitze auf beiden Seiten etwa 10 Minuten braten. Nach 5 Minuten die Zucchinischeiben dazugeben und mitbraten. 1 Minute vor Garzeitende den Knoblauch hinzufügen.

3 Den Lachs mit den Zucchini auf einem Teller anrichten, mit den Cocktailtomaten und der Kresse garnieren.

FRÜHSTÜCK

Toast mit Lachs und Avocado

Zutaten für 1 Portion
1 Avocado · Saft von ¹/₂ Zitrone
Meersalz · Pfeffer aus der Mühle
3 Scheiben Vollkorntoast
130 g geräucherter Lachs
einige Dillspitzen · ¹/₂ Mango

1 Die Avocado halbieren und den Kern entfernen. Die Hälften schälen und das Fruchtfleisch in einer Schüssel mit einer Gabel zerdrücken. Sofort mit dem Zitronensaft beträufeln und mit Salz und Pfeffer würzen.

2 Die Toastscheiben leicht rösten und mit dem Avocadomus bestreichen. Den Lachs dekorativ darauf anrichten und mit den Dillspitzen garnieren.

3 Die Mangohälfte schälen, in Spalten schneiden und dazu essen.

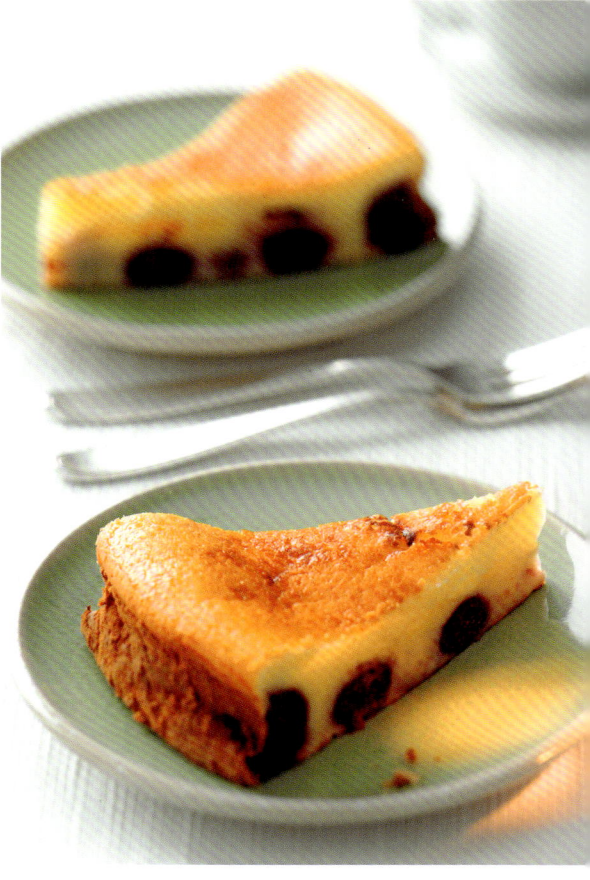

Mein Tipp

Hätten Sie's gewusst? Avocados werden zwar meist salzig zubereitet, sind botanisch gesehen aber keine Gemüse-, sondern eine Obstsorte. Im Gegensatz zu Apfel und Co. enthalten sie zwar jede Menge Fett (20 %), allerdings vor allem die herzfreundlichen mehrfach ungesättigten Fettsäuren. Die Früchte werden beim Erhitzen bitter, deshalb sollte man sie nur roh verzehren – und auch sofort nach dem Zerkleinern mit Zitronensaft beträufeln, weil sich ihr Fruchtfleisch sonst bräunlich verfärbt.

NACHMITTAGS

Käse-Kirsch-Schnitten

Für 1 Springform mit 18 cm Durchmesser
1 kleines Glas Sauerkirschen
(ca. 280 g Abtropfgewicht)
70 g Vollrohrzucker · 3 Eier
150 g Magerquark

100 ml fettarme Milch (Kuh-, Reis-, Soja-
oder Hafermilch)
2 EL Speisestärke
1 Päckchen Vanillezucker
Meersalz
1 TL abgeriebene unbehandelte Zitronenschale

1 Die Sauerkirschen in ein Sieb abgießen und gut abtropfen lassen. Die Springform mit Backpapier auslegen. Den Backofen auf 190 °C vorheizen.

2 In einer Schüssel den Zucker und die Eier mit den Quirlen des Handrührgeräts schaumig rühren.

3 Der Quark, die Milch, die Speisestärke, den Vanillezucker, 1 Prise Salz und die Zitronenschale dazugeben und unterrühren. Die Sauerkirschen unterheben.

4 Die Quarkmasse in die Springform füllen und den Käse-Kirsch-Kuchen im Ofen auf der mittleren Schiene etwa 50 Minuten backen. 1 bis 2 Stück selber essen, der Rest ist für die Familie, Freunde oder Nachbarn.

ABENDESSEN

Brotzeitplatte mal anders

Zutaten für 1 Portion
40 g gelbe Linsen
Meersalz
2 Möhren
2 EL Sesamöl
1 EL Erdnussbutter (ungesüßt)
100 g Tofu
1 EL Sojasauce
1 kleines Glas weißer Spargel
(ca. 200 g Abtropfgewicht)

1 kleine Dose Thunfisch (im eigenen Saft;
140 g Abtropfgewicht)
2 Cocktailtomaten
1 EL Aceto balsamico
Pfeffer aus der Mühle
1 TL Olivenöl

1 In einem Topf Wasser zum Kochen bringen und die gelben Linsen darin fast weich garen, dabei erst kurz vor Garzeitende salzen. Die Linsen in ein Sieb abgießen, abtropfen lassen und auf einem großen Teller oder einer Platte anrichten.

2 Die Möhren putzen, schälen und in Stifte oder Streifen schneiden. In einer Pfanne 1 EL Sesamöl erhitzen und die Möhren darin unter Rühren bissfest braten. Die Erdnussbutter untermischen und die Möhren zu den Linsen auf den Teller geben.

3 Den Tofu waschen, trocken tupfen und in Streifen schneiden. Das restliche Sesamöl in der Pfanne erhitzen und die Tofustreifen darin auf beiden Seiten braten. Mit der Sojasauce ablöschen und ebenfalls auf dem Teller anrichten.

4 Den Spargel und den Thunfisch jeweils in ein Sieb abgießen und abtropfen lassen. Die Cocktailtomaten waschen und vierteln. Spargelstangen, Thunfisch und Tomaten auf der Brotzeitplatte anrichten.

5 Den Essig mit Salz und Pfeffer verrühren, dann das Olivenöl unterrühren. Die Vinaigrette über die angerichteten Zutaten träufeln.

FRÜHSTÜCK

Hawaii-Toast

Zutaten für 1 Portion

2 Scheiben Vollkorntoast
1 TL fettarmer Frischkäse
120 g Putenbrust (in Scheiben)
2 dünne Scheiben frische Ananas
6 Cashewkerne

1 Das Toastbrot leicht rösten und mit dem Frischkäse bestreichen.

2 Die Putenbrust darauf anrichten und mit den Ananasscheiben garnieren.

3 Die Cashewkerne grob hacken und über den Toast streuen.

MITTAGESSEN

Bunte Salatschüssel mit gebratener Hähnchenkeule

Zutaten für 1 Portion

2 EL Walnusskerne
2 Möhren
150 g gemischter Blattsalat (z. B. Kopfsalat, Rucola, Chicorée, Radicchio, Lollo biondo)
1 Hähnchenkeule oder 150 g Hähnchenbrust
Meersalz · Pfeffer aus der Mühle
1 EL Sesamöl
1 EL Erdnussbutter (ungesüßt)

1 Die Walnusskerne grob hacken und in einer Pfanne ohne Fett anrösten. Die Pfanne beiseitestellen und die Nüsse etwas abkühlen lassen.

2 Die Möhren putzen, schälen und auf der Gemüsereibe grob in eine Salatschüssel raspeln. Den Salat verlesen, putzen, waschen und trocken schleudern. Die Blätter je nach Größe in mundgerechte Stücke zupfen und in die Salatschüssel geben.

3 Die Hähnchenkeule waschen, trocken tupfen und häuten. Das Fleisch mit einem Messer vom Knochen lösen, in kleine Stücke schneiden und mit Salz und Pfeffer würzen.

4 Das Sesamöl in einer Pfanne erhitzen und das Hähnchenfleisch darin unter Rühren scharf anbraten. Zum Schluss die Erdnussbutter unterrühren.

5 Den Salat mit einer Salatsauce nach Wahl (siehe S. 98/99) marinieren und mit dem gebratenen Hähnchenfleisch auf einem Teller anrichten.

FÜR ZWISCHENDURCH

Hüttenkäsepudding mit Sauerkirschen

Zutaten für 1 Portion

1 Blatt weiße Gelatine
100 g Hüttenkäse
3 gehackte Haselnüsse
1 TL Vanillezucker
1 TL Reissirup · 1/2 TL Zimtpulver
3 EL Sauerkirschen (aus dem Glas)

1 Die Gelatine in kaltem Wasser einweichen. Den Hüttenkäse mit Haselnüssen, Vanillezucker, Reissirup und Zimt in einem Topf erwärmen. Die Gelatine gut ausdrücken und unter Rühren in der Hüttenkäse-masse auflösen.

2 Die Sauerkirschen in ein Sieb abgießen und gut abtropfen lassen. Die Kirschen unter den Hüttenkäse mischen und den Pudding 3 Stunden kühl stellen.

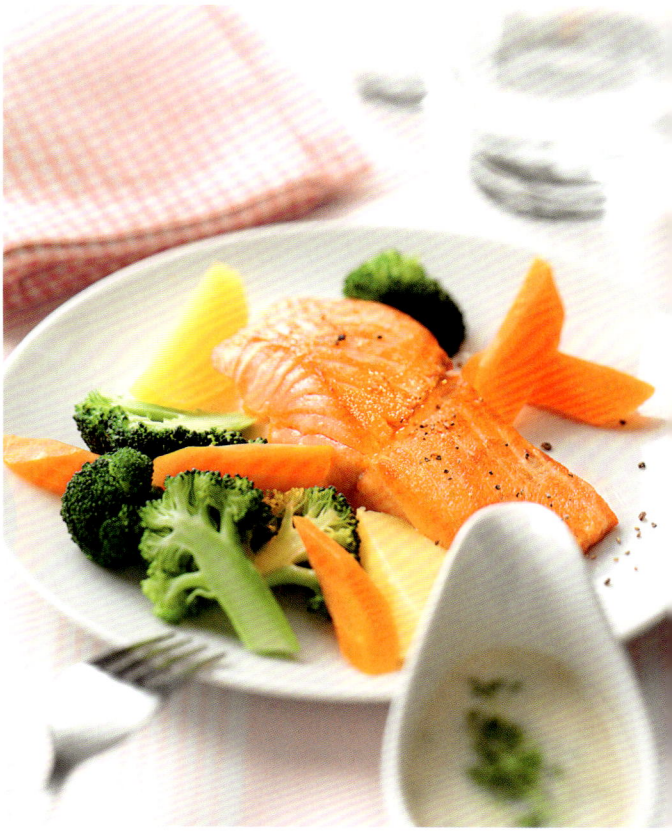

ABENDESSEN

Lachs mit Brokkoli-Möhren-Gemüse

Zutaten für 1 Portion

125 g Brokkoli
1 große Möhre
1 kleine festkochende Kartoffel
Meersalz
50 ml Gemüsebrühe
150 g Lachsfilet
1 TL Zitronensaft
Pfeffer aus der Mühle
1 EL Sesamöl

1 Den Brokkoli putzen, waschen und in einzelne Röschen teilen. Die Möhre putzen, schälen und quer halbieren. Die Möhrenhälften längs in Streifen schneiden. Die Kartoffel schälen, waschen und längs vierteln.

2 Die Kartoffelviertel in Salzwasser weich garen, den Brokkoli und die Möhre in der Brühe zugedeckt biss-fest dünsten.

3 Den Lachs waschen, trocken tupfen, mit Zitronen-saft beträufeln und mit Salz und Pfeffer würzen. Das Sesamöl in einer Pfanne erhitzen und den Lachs darin auf beiden Seiten etwa 6 Minuten braten.

4 Die Kartoffelviertel in ein Sieb abgießen und abtropfen lassen. Unter das gedünstete Gemüse mischen und alles mit dem Lachs auf einem Teller anrichten. Nach Belieben eine Kohlrabi-Kresse-Sauce (Rezept siehe S. 101) dazu zubereiten.

FRÜHSTÜCK

Hirsebrei mit Sesam und Birne

Zutaten für 2 Portionen

*½ l fettarme Milch (Kuh-, Reis-, Soja-
oder Hafermilch) · 100 g Hirse*
4 EL helle Sesamsamen
150 g Hüttenkäse oder Magerquark
3 EL Mineralwasser
1 Birne
6 Nüsse nach Wahl

1 Die Milch in einem kleinen Topf zum Kochen bringen. Die Hirse und die Sesamsamen einrühren und
bei schwacher Hitze etwa 15 Minuten quellen lassen.
Vom Herd nehmen und den Hirsebrei noch etwas ziehen lassen.

2 Den Hüttenkäse oder den Quark in einer kleinen
Schüssel mit dem Mineralwasser cremig rühren.

3 Die Birne waschen, vierteln, entkernen und in
mundgerechte Stücke schneiden. Die Nüsse grob
hacken.

4 Die Hälfte des Hirsebreis vollständig auskühlen
lassen und zugedeckt bis Donnerstag im Kühlschrank
aufbewahren.

5 Den restlichen Hirsebrei unter den Hüttenkäse
bzw. den Quark rühren, die Birnenstücke unterrühren
und mit den gehackten Nüssen bestreuen.

MITTAGESSEN

Paprikaschiffchen »Mia«

Zutaten für 1 Portion

40 g Vollkornreis oder Hirse · Meersalz
2 rote Paprikaschoten · 150 g Blattsalat
150 g Tofu · 1 EL Sesamöl
2 EL Sojasauce · 1 kleines Glas grünes Pesto

1 Den Reis oder die Hirse nach Packungsanweisung
in Salzwasser kochen bzw. ausquellen lassen. Die
Paprika längs halbieren, entkernen und waschen.
Blattsalat putzen, waschen und trocken schleudern.

2 Den Tofu waschen, trocken tupfen und in einem
tiefen Teller mit einer Gabel zerdrücken. Das Sesamöl
in einer Pfanne erhitzen, den Tofu darin unter Rühren
anbraten und mit der Sojasauce ablöschen.

3 Das Pesto unter den Tofu mischen, dann den
gegarten Reis bzw. die Hirse unterrühren und die
Masse in die halbierten Paprikaschoten füllen.
Den Blattsalat mit einer Salatsauce nach Wahl
(siehe S. 98/99) marinieren und dazu essen.

Mein Tipp

*Dieses Rezept hat mir meine kleine Tochter
»geschenkt«. Lassen Sie Ihre Kinder ruhig einmal
in der Küche experimentieren – Sie werden stau-
nen, welch gutes Gefühl die Kleinen für eine
ausgewogene Ernährung haben. Stellen Sie
buntes Gemüse, Obst, Nüsse und Co. zur Verfügung, und lassen Sie sich überraschen.
Meist ist es sehr lecker!*

FÜR ZWISCHENDURCH

Buntes Knäckebrot

Zutaten für 1 Portion
½ rote Paprikaschote
100 g fettarmer Käse (am Stück)
1 Msp. getrockneter Oregano
1 Scheibe Knäckebrot

1 Die Paprika entkernen, waschen, in kleine Würfel schneiden und in ein kleines Schälchen geben.

2 Den Käse ebenfalls in kleine Würfel schneiden und mit den Paprikawürfeln und dem Oregano mischen. Die Mischung auf dem Knäckebrot verteilen.

ABENDESSEN

Gemüsebratlinge mit Senf-Dip

Zutaten für 1 Portion
100 g fettarmer Naturjoghurt · 3 EL Senf nach Wahl
1 Möhre · 1 Zucchino · ½ Fenchelknolle
2 Eier · Meersalz · Pfeffer aus der Mühle
¼ TL Paprikapulver (edelsüß oder rosenscharf)
2 EL Sesamöl

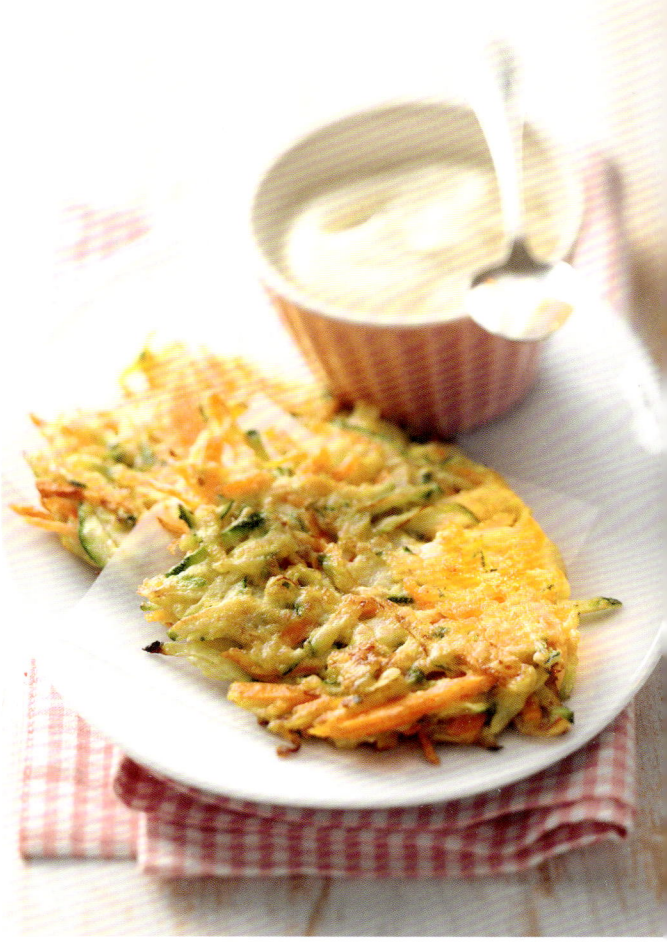

1 Für den Dip den Joghurt in einem kleinen Schälchen mit dem Senf glatt rühren.

2 Die Möhre putzen und schälen, den Zucchino und den Fenchel putzen und waschen. Das Gemüse auf der Gemüsereibe grob in eine Schüssel raspeln. Die Eier untermischen und die Masse mit Salz, Pfeffer und Paprikapulver würzen.

3 Das Sesamöl in einer Pfanne erhitzen. Die Gemüse-Eier-Masse esslöffelweise in die Pfanne geben und zu Bratlingen verstreichen. Die Gemüsebratlinge bei mittlerer Hitze auf beiden Seiten goldbraun braten. Auf Küchenpapier abtropfen lassen und mit dem Senf-Dip auf einem Teller anrichten.

FRÜHSTÜCK

Hüttenkäsebrot mit Erdbeeren

Zutaten für 1 Portion
100 g Erdbeeren · 140 g Hüttenkäse
1 Scheibe Vollkornbrot (60 g)
2 EL gehackte Mandeln

1 Die Erdbeeren waschen, putzen und klein schneiden. Die Erdbeeren mit dem Hüttenkäse in einer kleinen Schüssel vermischen.

2 Das Vollkornbrot mit dem Erdbeer-Hüttenkäse bestreichen und mit den Mandeln bestreuen. Nach Belieben etwas Zimt darüberstäuben.

MITTAGESSEN

Bandnudeln mit Thunfisch-Tomaten-Sauce und Salat

Zutaten für 1 Portion
100 g Blattsalat · ½ Salatgurke
½ gelbe Paprikaschote
1 kleine Zwiebel · 1 Knoblauchzehe
1 EL Olivenöl
250 g passierte Tomaten (aus dem Tetrapak)
Meersalz · Pfeffer aus der Mühle
½ TL Cayennepfeffer · 1 TL getrockneter Oregano
80 g Bandnudeln
1 EL eingelegte Kapern · 1 TL Aceto balsamico
1 TL Tomatenmark
120 g Thunfisch (aus der Dose; im eigenen Saft)
1 EL gehackte Petersilie

1 Für den Salat den Blattsalat putzen, waschen und trocken schleudern. Die Gurke schälen und in Scheiben schneiden. Die Paprika entkernen, waschen und in Streifen schneiden. Salat und Gemüse in eine Salatschüssel geben.

2 Für die Sauce die Zwiebel und den Knoblauch schälen und in feine Würfel schneiden. Das Olivenöl in einem Topf erhitzen, die Zwiebel und den Knoblauch darin andünsten.

3 Die passierten Tomaten dazugeben und die Sauce mit Salz, Pfeffer, Cayennepfeffer und Oregano würzen. Bei mittlerer Hitze 5 Minuten köcheln lassen.

4 Inzwischen die Bandnudeln nach Packungsanweisung in reichlich kochendem Salzwasser bissfest garen. In ein Sieb abgießen und abtropfen lassen.

5 Die abgetropften Kapern unter die Sauce mischen, die Sauce mit dem Essig abschmecken und mit dem Tomatenmark binden.

6 Den Thunfisch in ein Sieb abgießen und abtropfen lassen. Mit einer Gabel etwas zerpflücken und in der Tomatensauce heiß werden lassen.

7 Die Bandnudeln mit der Thunfisch-Tomaten-Sauce in einem tiefen Teller anrichten und mit der Petersilie bestreuen.

8 Den gemischten Salat mit einer Salatsauce nach Wahl (siehe S. 98/99) marinieren und dazu essen.

FÜR ZWISCHENDURCH

Süßer Tofusalat

Zutaten für 1 Portion

*150 g Tofu · 1 EL Sesamöl · 100 g saftiges Obst der
Saison nach Wahl · 3 EL Sojasahne
1 Msp. Zimtpulver, gemahlener Kardamom
oder Vanillemark*

1 Tofu waschen, trocken tupfen und in kleine Würfel
schneiden. In Sesamöl rundum goldbraun braten.

2 Das Obst je nach Sorte putzen und waschen bzw.
schälen, bei Bedarf entkernen oder entsteinen und
in mundgerechte Stücke schneiden. Mit Tofuwürfeln
und Sojasahne mischen und mit Zimt, Kardamom
oder Vanille aromatisieren.

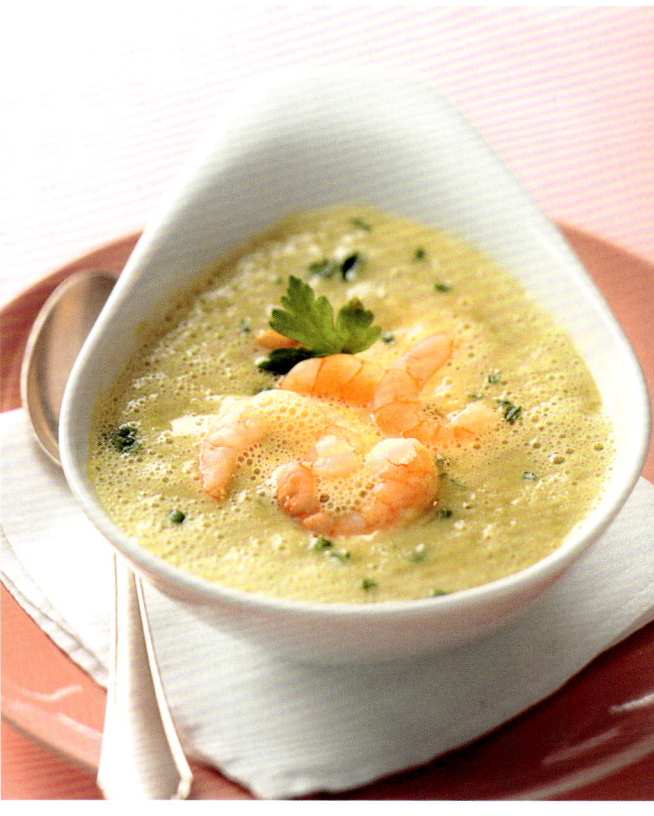

ABENDESSEN

Brokkolicremesuppe mit Krabben und Petersilie

Zutaten für 2 Portionen

*1–2 Zwiebeln · 2 Möhren
1 kleines Stück Knollensellerie
600 g Brokkoli · 1 EL Sesamöl
600–800 ml Gemüsebrühe · 100 g Sojasahne
Meersalz · Pfeffer aus der Mühle
130 g Krabben (in Lake) · 2 EL gehackte Petersilie*

1 Zwiebeln schälen und in feine Würfel schneiden.
Möhren und Sellerie putzen, schälen und klein
schneiden. Brokkoli putzen, waschen und in die einzelnen Röschen teilen. Das Sesamöl in einem Topf
erhitzen und das Gemüse darin kurz andünsten. Die
Brühe angießen und die Suppe etwa 10 Minuten
köcheln lassen.

2 Sojasahne zur Suppe geben, die Suppe pürieren
und mit Salz und Pfeffer abschmecken. Die Hälfte der
Suppe abnehmen, vollständig auskühlen lassen und
zugedeckt bis Freitag im Kühlschrank aufbewahren.

3 Abgetropfte Krabben in die restliche Suppe geben
und die Brokkolicremesuppe mit Petersilie bestreuen.

FRÜHSTÜCK

Hirsebrei mit Sesam und Ananas

Zutaten für 1 Portion
restlicher Hirsebrei von Dienstag
1–2 EL fettarme Milch (Kuh-, Reis-, Soja-
oder Hafermilch) · ½ Ananas
150 g Hüttenkäse oder Magerquark
8 Nüsse nach Wahl

1 Den Hirsebrei von Dienstag aus dem Kühlschrank nehmen und mit der Milch langsam erwärmen.

2 Die Ananas schälen und den harten Strunk entfernen. Das Fruchtfleisch in kleine Stücke schneiden, mit dem Hüttenkäse oder Quark mischen und mit den Nüssen bestreuen. Den Hirsebrei dazu anrichten.

MITTAGESSEN

Überbackene Kartoffel mit Geflügel-Bolognese

Zutaten für 1 Portion
1 mittelgroße festkochende Kartoffel
Meersalz · 150 g Hähnchenbrust
1 Zwiebel · 1 Knoblauchzehe · 1 Möhre
1 Zucchino · 1 EL Sesamöl
Pfeffer aus der Mühle
1 TL getrocknete Kräuter der Provence
1 Dose Tomaten (400 g)
1 Schuss Aceto balsamico · 1 Scheibe fettarmer Käse
150 g Blattsalat

1 Die Kartoffel waschen und in der Schale in kochendem Salzwasser etwa 20 Minuten garen. In ein Sieb abgießen und kalt abschrecken.

2 Die Hähnchenbrust waschen, trocken tupfen und mit dem Messer in sehr feine Würfel schneiden oder durch den Fleischwolf drehen. Die Zwiebel und den Knoblauch schälen und ebenfalls in feine Würfel schneiden.

3 Die Möhre putzen und schälen, den Zucchino putzen und waschen. Das Gemüse auf der Gemüsereibe grob raspeln.

4 Das Sesamöl in einem Topf erhitzen und das Fleisch mit der Zwiebel und dem Knoblauch darin unter Rühren anbraten. Mit Salz, Pfeffer, Kräutern der Provence und nach Belieben mit 1 Prise Chilipulver würzen.

5 Das geraspelte Gemüse dazugeben und kurz mitbraten. Dann die Tomaten aus der Dose hinzufügen und die Sauce 15 Minuten köcheln lassen.

6 Den Backofen auf 220 °C vorheizen. Die Geflügel-Bolognese mit dem Essig abschmecken. Die gegarte Kartoffel schälen und in dickere Scheiben schneiden. In eine kleine ofenfeste Form legen und die Geflügel-Bolognese darübergeben. Mit dem Käse belegen und im Ofen auf der mittleren Schiene überbacken, bis der Käse geschmolzen ist.

7 Den Blattsalat putzen, waschen und trocken schleudern. In einer Schüssel mit einer Salatsauce nach Wahl (siehe S. 98/99) marinieren und zur überbackenen Kartoffel dazu essen.

FÜR ZWISCHENDURCH

Zitronenjoghurt mit Kiwi

Zutaten für 1 Portion

1/2 Zitrone · 120 g fettarmer Naturjoghurt
1 TL Reissirup · 1 Kiwi

1 Die Zitrone auspressen. Den Joghurt in einem
Schälchen mit dem Zitronensaft und dem Reissirup
cremig rühren.

2 Die Kiwi schälen, das Fruchtfleisch in kleine Stücke
schneiden und unter den Zitronenjoghurt mischen.

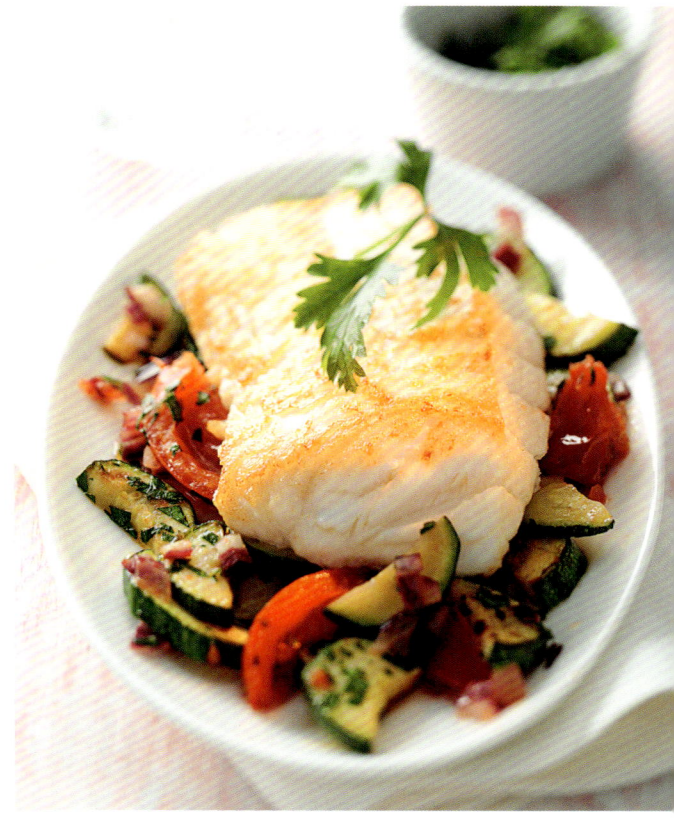

ABENDESSEN

Gebratener Fisch auf Tomaten-Zucchini-Gemüse

Zutaten für 1 Portion

1/2 rote Zwiebel · 1 Knoblauchzehe
3 Tomaten · 1 großer Zucchino
150 g Fischfilet nach Wahl (z. B. Kabeljau)
2 TL Zitronensaft
Meersalz · Pfeffer aus der Mühle
1 EL Sesamöl · 1 Bund Petersilie

1 Die Zwiebel und den Knoblauch schälen und in
feine Würfel schneiden. Die Tomaten waschen und
vierteln, dabei die Stielansätze entfernen. Den Zucchino putzen, waschen und in kleine Stücke oder
Scheiben schneiden. Das Fischfilet waschen und
trocken tupfen. Mit dem Zitronensaft beträufeln und
mit Salz und Pfeffer würzen.

2 Das Sesamöl in einer Pfanne erhitzen, die Zwiebel
und den Knoblauch darin andünsten. Die Zucchini-
stücke und den Fisch dazugeben und etwa 4 Minuten
braten, dabei den Fisch einmal wenden.

3 Die Petersilie waschen und trocken schütteln, die
Blätter abzupfen und fein hacken. Die Hälfte der
Petersilie mit den Tomatenvierteln zum Fisch geben
und 1 Minute mitbraten. Die Fischpfanne mit Salz und
Pfeffer abschmecken, auf einem Teller anrichten und
mit der restlichen Petersilie bestreuen.

FREITAG

4. WOCHE

FRÜHSTÜCK

Buntes Eibrot

Zutaten für 1 Portion
1 Ei · 1 gelbe Paprikaschote · 1 Tomate
½ Avocado · 1 Scheibe Vollkornbrot (60 g)
2 EL Kresse oder Schnittlauchröllchen · 1 Apfel

1 Das Ei in kochendes Wasser geben und etwa 8 Minuten hart kochen. Abgießen, kalt abschrecken, pellen und in Scheiben schneiden.

2 Die Paprika längs halbieren, entkernen, waschen und in feine Würfel schneiden. Die Tomate waschen und ebenfalls in feine Würfel schneiden, dabei den Stielansatz entfernen.

3 Die Avocado entkernen, schälen und das Fruchtfleisch in einem tiefen Teller mit einer Gabel zerdrücken. Das Brot mit dem Avocadomus bestreichen und mit den Eierscheiben belegen. Mit den Paprika- und Tomatenwürfeln garnieren und mit der Kresse oder den Schnittlauchröllchen bestreuen.

4 Den Apfel waschen, vierteln, entkernen und in Spalten schneiden. Dazu essen.

Mein Tipp

Häufig bekommt man nur steinharte und noch nicht ausgereifte Avocados zu kaufen. Am besten legen Sie die Frucht dann mit einem Apfel in die Obstschale. Äpfel verströmen Ethylen, ein natürliches Gas, das andere Obst- und Gemüsesorten schneller reifen lässt.

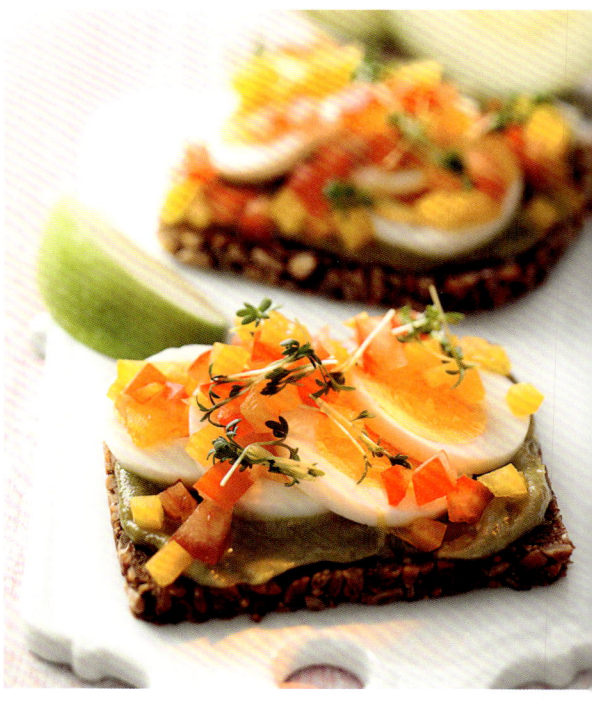

MITTAGESSEN

Hühnerfrikassee mit Reis

Zutaten für 1 Portion
50 g Vollkornreis · Meersalz
200 g Erbsen (tiefgekühlt) · ½ Zwiebel
1 kleines Glas weißer Spargel
(ca. 200 g Abtropfgewicht)
150 g Hähnchenbrust · 1 EL Rapsöl
Pfeffer aus der Mühle · Cayennepfeffer
1 EL Sojasauce · 100 ml Gemüsebrühe
100 g Sojasahne
150 g fettarmer Naturjoghurt

1 Den Vollkornreis nach Packungsanweisung in Salzwasser kochen bzw. ausquellen lassen. Die Erbsen mit wenig Wasser in einem kleinen Topf bissfest garen. Zwiebel schälen und in feine Würfel schneiden. Den Spargel in ein Sieb abgießen, abtropfen lassen und schräg halbieren. Die Hähnchenbrust waschen, trocken tupfen und in Streifen schneiden.

2 Das Öl in einer Pfanne erhitzen und die Zwiebel darin andünsten. Das Fleisch dazugeben und unter Rühren anbraten. Mit Salz, Pfeffer und Cayennepfeffer würzen und mit der Sojasauce ablöschen. Die Brühe angießen und aufkochen lassen. Dann die Sojasahne und den Joghurt hinzufügen und erhitzen.

3 Die Erbsen in ein Sieb abgießen und mit den Spargelstangen unter das Geschnetzelte mischen. Nach Belieben mit Salz und Pfeffer würzen und mit etwas Johannisbrotkernmehl leicht binden. Das Hühnerfrikassee mit dem Reis auf einem Teller anrichten.

FÜR ZWISCHENDURCH

Birnen-Schoko-Drink

Zutaten für 1 Portion
½ l fettarme Milch (Kuh-, Reis-, Soja- oder Hafermilch) · 50 g Buttermilch
1 TL Kakaopulver · 1 TL Reissirup · 1 Birne

1 Die Milch mit der Buttermilch, dem Kakaopulver und dem Reissirup in einen hohen Rührbecher geben.

2 Die Birne vierteln, entkernen und schälen. Das Fruchtfleisch klein schneiden, mit in den Rührbecher geben und alles mit dem Stabmixer fein pürieren. Den Birnen-Schoko-Drink in ein großes Glas füllen.

ABENDESSEN

Brokkolicremesuppe mit Tofuwürfeln und Kresse

Zutaten für 1 Portion
restliche Brokkolicremesuppe von Mittwoch · 150 g Tofu
1 EL Sesamöl · 1 EL Sojasauce
1 Kästchen Kresse

1 Die restliche Brokkolicremesuppe von Mittwoch in einem Topf bei schwacher Hitze langsam erwärmen.

2 Den Tofu waschen, trocken tupfen und in kleine Würfel schneiden. Das Sesamöl in einer Pfanne erhitzen und die Tofuwürfel darin rundum goldbraun braten. Mit der Sojasauce ablöschen und die Pfanne vom Herd nehmen.

3 Die Kresse vom Beet schneiden, in einem kleinen Sieb kalt abbrausen und abtropfen lassen.

4 Die Brokkolicremesuppe in einen tiefen Teller geben, mit den gebratenen Tofuwürfeln bestreuen und mit der Kresse garnieren.

Mein Tipp

Kresse ist nicht nur ein dekorativer Farbtupfer, sondern gibt der Suppe zusätzliche Würze: Sie erinnert im Geschmack an Senf und Meerrettich. Außerdem ist Kresse ein »Antibiotikum aus dem Kräutergarten«. Sie beugt Blutarmut vor und stimuliert die Abwehrkräfte. Verantwortlich dafür sind die enthaltenen Senföle.

FRÜHSTÜCK

Mangoquark mit Kokosflocken

Zutaten für 1 Portion

4 Haselnüsse · 1 kleine Mango · 150 g Magerquark
3 EL Mineralwasser · 30 g Kokosflocken

1 Die Haselnüsse grob hacken. Das Mangofruchtfleisch vom Stein schneiden, schälen und in kleine Stücke schneiden.

2 Die Mangostücke mit dem Quark und dem Mineralwasser in einen hohen Rührbecher geben und mit dem Stabmixer fein pürieren.

3 Den Mangoquark in einem Schälchen anrichten und mit den Kokosflocken und den Haselnüssen bestreuen.

Mein Tipp

Die Kokosnuss zählt zu den besonders selenhaltigen Nahrungsmitteln. Selen ist ein Spurenelement, das der Körper nicht selbst herstellen kann. Es spielt eine wichtige Rolle bei der Produktion der Schilddrüsenhormone, das bedeutet, es ist wichtig für unseren gesamten Stoffwechsel und unsere gute Laune. Auch die in der Kokosnuss enthaltene Laurinsäure kurbelt unseren Stoffwechsel noch mal zusätzlich kräftig an. Weil man große Teile Mitteleuropas durch die Verarmung der Ackerböden als »Selenmangelgebiete« bezeichnen kann, empfiehlt es sich, regelmäßig mit Bio-Kokosfett anzubraten bzw. Kokosflocken oder Kokosfleisch zu essen.

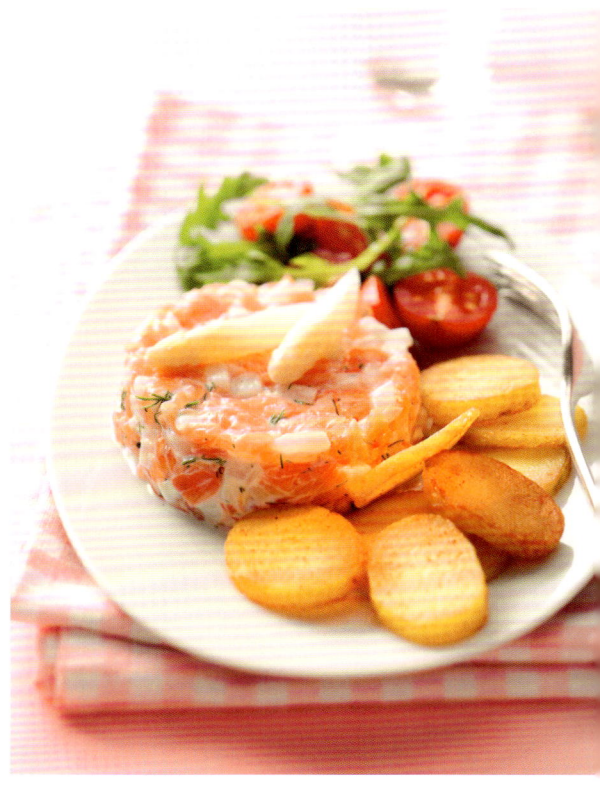

MITTAGESSEN

Lachstatar mit Bratkartoffeln

Zutaten für 1 Portion

250 g festkochende Kartoffeln · Meersalz
1 kleines Glas weißer Spargel
(ca. 200 g Abtropfgewicht)
130 g geräucherter Lachs · 1 Spritzer Zitronensaft
Pfeffer aus der Mühle
2 EL fettarmer Naturjoghurt · 1 TL gehackter Dill
1 EL Rapsöl · 75 g Rucola · 10 Cocktailtomaten

1 Die Kartoffeln waschen und in der Schale in kochendem Salzwasser etwa 20 Minuten garen. In ein Sieb abgießen, kalt abschrecken und abkühlen lassen. Die Kartoffeln schälen und in Scheiben schneiden.

2 Den Spargel in ein Sieb abgießen, abtropfen lassen, in kleine Stücke schneiden und in eine Schüssel geben. Den Lachs ebenfalls in kleine Stücke schneiden und zum Spargel geben. Mit Zitronensaft, Salz und Pfeffer würzen. Zum Schluss den Joghurt und den Dill unterrühren.

3 Das Öl in einer Pfanne erhitzen und die Kartoffelscheiben darin bei mittlerer Hitze goldbraun braten. Mit Salz und Pfeffer und nach Belieben mit Paprikapulver und Kümmel würzen.

4 Den Rucola verlesen, waschen und trocken schleudern, grobe Stiele entfernen. Die Cocktailtomaten waschen und halbieren oder vierteln. Rucola und Tomaten in einer Schüssel mischen und mit einer Salatsauce nach Wahl (siehe S. 98/99) marinieren.

5 Das Lachstatar mit den Bratkartoffeln und dem Salat auf einem Teller anrichten.

FÜR ZWISCHENDURCH

Schinken mit Apfel

Zutaten für 1 Portion
1 Apfel · 80 g fettarmer gekochter Schinken

1 Den Apfel waschen, vierteln und in dünne Spalten schneiden. Die Apfelspalten auf einen Teller legen. Den Schinken in Streifen schneiden und auf den Apfelspalten anrichten.

ABENDESSEN

Pumpernickel mit Schinken und Paprika

Zutaten für 1 Portion
120 g fettarmer gekochter Schinken
1–2 gelbe Paprikaschoten
(je nach Hunger und Belieben)
1 TL Sesamöl
20 g Pinienkerne
½ TL getrocknete Kräuter der Provence
60 g Pumpernickelscheiben

1 Den Schinken in kleine Stücke schneiden und in eine Schüssel geben.

2 Die Paprika längs halbieren, entkernen, waschen und in kleine Würfel schneiden.

3 Das Sesamöl in einer Pfanne erhitzen, die Paprikawürfel mit den Pinienkernen und den Kräutern der Provence etwa 3 Minuten anbraten.

4 Das Paprikagemüse mit den Schinkenstücken mischen und auf dem Pumpernickel verteilen.

Mein Tipp

Pumpernickelscheiben sind lange haltbar und trotzdem extra-saftig. Das fast schwarze Brot wird aus ganzen Roggenkörnern in einem ganz besonderen Verfahren hergestellt, wobei der typische, unverkennbar süßliche Geschmack entsteht. Pumpernickel gibt es abgepackt zu kaufen, besonders hübsch finde ich die kleinen runden Scheiben!

FRÜHSTÜCK

Pilzomelett mit Cocktailtomaten

Zutaten für 1 Portion

100 g braune oder weiße Champignons
½ Bund Schnittlauch
5 Cocktailtomaten
2 Eiweiß · 1 Ei
2 EL fettarme Milch
(Kuh-, Reis-, Soja- oder Hafermilch)
2 EL Sojasahne
Meersalz · Pfeffer aus der Mühle
1 EL Sesam- oder Rapsöl
1 Scheibe Vollkornbrot (60 g)

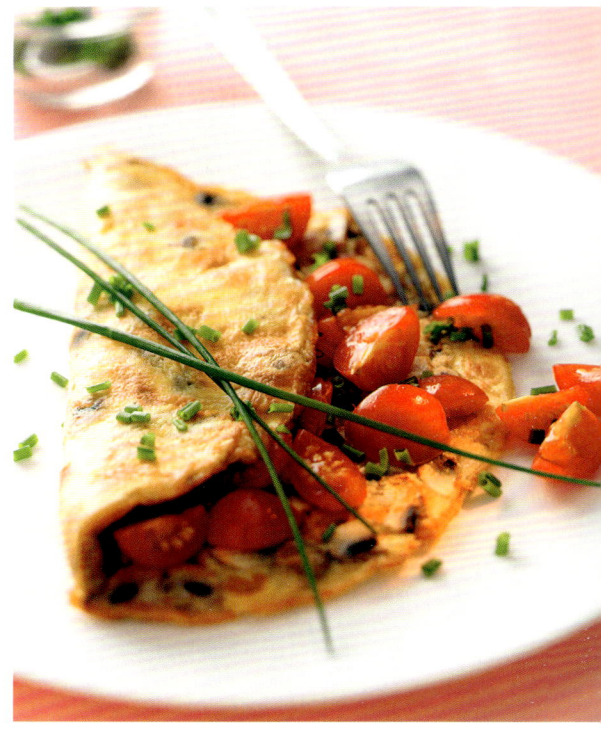

1 Die Pilze putzen, trocken abreiben und in kleine Würfel schneiden. Den Schnittlauch waschen, trocken schütteln und in Röllchen schneiden. Die Cocktailtomaten waschen und halbieren.

2 Eiweiße mit dem Ei, der Milch und der Sojasahne in einer kleinen Schüssel verquirlen. Die Pilze unterrühren und die Eiermasse mit Salz und Pfeffer würzen.

3 Das Öl in einer Pfanne erhitzen und die Eiermasse darin auf beiden Seiten etwa 5 Minuten zu einem goldbraunen Omelett backen.

4 Kurz vor Ende der Garzeit die Cocktailtomaten dazugeben und leicht erwärmen. Das Omelett mit dem Vollkornbrot und den Tomaten auf einem Teller anrichten und mit den Schnittlauchröllchen bestreuen.

Mein Tipp

Ein deftiges Frühstück ist nicht jedermanns Sache. Wenn Sie Süßes bevorzugen, empfehle ich Ihnen folgende Variante: Bereiten Sie die Eiermasse für das Omelett wie oben beschrieben (aber ohne Pilze) zu und rühren Sie stattdessen noch einen Schuss Reissirup unter. Verrühren Sie 2 TL Ihrer Lieblingsmarmelade mit 40 g Magerquark, und geben Sie diesen fruchtigen Aufstrich auf das fertig gebackene Omelett.

MITTAGESSEN

Quark-Grieß-Auflauf mit Apfel

Zutaten für 4 Portionen
1 Apfel · 1/2 Vanilleschote
50 g Vollrohrzucker
3 Eier · 500 g Magerquark
50 g Grieß
abgeriebene Schale von 1 unbehandelten Zitrone

1 Den Apfel vierteln, entkernen, schälen und in kleine Stücke schneiden. Die Vanilleschote der Länge nach aufschneiden und das Mark mit einem spitzen Messer herauskratzen.

2 Den Backofen auf 150 °C (Umluft) vorheizen. In einer Schüssel den Zucker und die Eier mit den Quirlen des Handrührgeräts schaumig rühren. Den Quark, den Grieß, das Vanillemark und die abgeriebene Zitronenschale dazugeben und unterrühren. Zuletzt die Apfelwürfel unterheben.

3 Die Quarkmasse in eine ofenfeste Form füllen und im Ofen auf der mittleren Schiene etwa 80 Minuten backen. Ein Viertel des Auflaufs essen und den Rest an Familie, Freunde oder Nachbarn verteilen.

Mein Tipp

Dieser Auflauf ist ein echter Verwandlungskünstler: Sie können ihn mit fast jeder Obstsorte (wie z. B. Sauerkirschen aus dem Glas, frischen Aprikosen oder auch Zwetschgen) zubereiten und er schmeckt auch kalt sehr gut.

ABENDESSEN

Zürcher Putengeschnetzeltes mit Vollkornreis

Zutaten für 1 Portion
40 g Vollkornreis · Meersalz
150 g Putenbrust · 1/2 Zwiebel · 1 Knoblauchzehe
50 g braune oder weiße Champignons
1 EL Sesamöl · Pfeffer aus der Mühle
1/4 TL Paprikapulver (edelsüß)
1 Schuss trockener Weißwein
100 ml Gemüsebrühe
50 g Sojasahne · 1/2 Zitrone

1 Den Vollkornreis nach Packungsanweisung in Salzwasser kochen bzw. ausquellen lassen.

2 Die Putenbrust waschen, trocken tupfen und in Streifen schneiden. Die Zwiebel und den Knoblauch schälen und in feine Würfel schneiden. Die Champignons putzen, trocken abreiben und in dickere Scheiben schneiden.

3 Das Sesamöl in einer Pfanne erhitzen, die Zwiebel und den Knoblauch darin andünsten. Das Putenfleisch dazugeben und unter Rühren anbraten. Mit Salz, Pfeffer und Paprikapulver würzen.

4 Mit dem Wein ablöschen, die Brühe und die Sojasahne hinzufügen und aufkochen. Die Champignons dazugeben und das Geschnetzelte etwa 3 Minuten köcheln lassen.

5 Die Zitrone auspressen. Das Geschnetzelte mit Salz, Pfeffer und Zitronensaft abschmecken und mit dem Reis auf einem Teller anrichten.

Gezielt einkaufen – Vorbereitung ohne Stress

Einkaufen kann ganz schön stressig sein, wenn man planlos durch den Supermarkt irrt. Deshalb ist gute Organisation gefragt – und oft auch eine gehörige Portion Selbstdisziplin, um nicht doch den zahlreichen Versuchungen zu erliegen, die fast an jeder Ecke lauern. Aber Sie werden sehen: Wenn Sie eine Weile nach dem Welleat-Konzept gelebt haben und den Wert gesunder und hochwertiger Lebensmittel erkannt haben, lassen Sie Convenienceprodukte oder Chips eh unbeachtet links liegen. Damit schon der Einkauf ein Erfolg wird, hier ein paar Tipps:

- Schreiben Sie sich für jeden (!) Einkauf eine Einkaufsliste, und nehmen Sie diese auch tatsächlich mit in die Geschäfte. Was nicht auf der Liste steht, landet auch nicht im Einkaufswagen!
- Gehen Sie besser nach dem Essen einkaufen. Satt und rundum zufrieden ist es erheblich leichter, den Versuchungen zwischen den Regalen und an der Kasse zu widerstehen. Das schont das Portemonnaie und kommt der Figur zugute!
- Sehen Sie den Einkauf als ein Erlebnis für die Sinne, und nehmen Sie sich – sofern es sich im Alltag einrichten lässt – die Zeit, Lebensmittel bewusst zu »erleben«. Schnuppern Sie sich z. B. mal durch die Auswahl an frischen Kräutern, oder lassen Sie sich durch die Farbenpracht der Gemüsesorten zu neuen Kochideen inspirieren.
- Achten Sie auf gute Lebensmittelqualität, und gönnen Sie sich so oft wie möglich Bio-Produkte. Und lesen Sie Zutatenlisten genau: Nahrungsmittel, die Aromen, Geschmacksverstärker, Farbstoffe, gehärtete Fette oder Süßstoff enthalten, sollten erst gar nicht den Weg in Ihren Einkaufskorb finden.

Einkaufen mit System für den 4-Wochen-Plan

Bevor Sie mit dem Welleat-Programm starten, steht erst einmal ein größerer Einkauf auf dem Programm. Keine Angst – ich erleichtere Ihnen die Organisation. Auf den folgenden Seiten finden Sie detaillierte, nach Warengruppen aufgeteilte Listen, die Sie sich für den Einkauf nur noch kopieren müssen.

- Lebensmittel, die nicht nur für den 4-Wochen-Plan wichtig sind, sondern die Sie immer im Haus haben sollten (weil sie sich das ganze Jahr über für die Alltagsküche wunderbar verwenden lassen), habe ich für Sie in einer Basisliste zusammengestellt. Zusätzlich dazu gibt es für jede einzelne Woche eine Einkaufsliste, die all das enthält, was frisch dazugekauft werden soll.
- Zeit können Sie sparen, wenn Sie versuchen, alle Zutaten, die Sie für eine Woche benötigen, auf einmal zu kaufen. Mit einer Ausnahme: Zutaten, die topfrisch sein sollten und auch keine oder nur begrenzte Lagerfähigkeit besitzen, wie etwa frischer Fisch, bitte immer erst am selben Tag bzw. frühestens am Vortag besorgen. Sollten Sie dazu keine Möglichkeit haben, können Sie auf Tiefkühlware ausweichen. Deshalb sind in den Einkaufslisten einige Lebensmittel in den Mengen angegeben, in denen sie für die einzelnen Rezepte benötigt werden: Im Falle von Lachs heißt das z. B. 3 x 150 g Lachsfilet für die erste Woche.
- Sollten Sie einige Produkte, die auf den Listen stehen, nicht bekommen, dann schauen Sie einfach auf meine Homepage (www.welleat.de). Hier finden Sie eine Aufstellung mit Einkaufsmöglichkeiten.

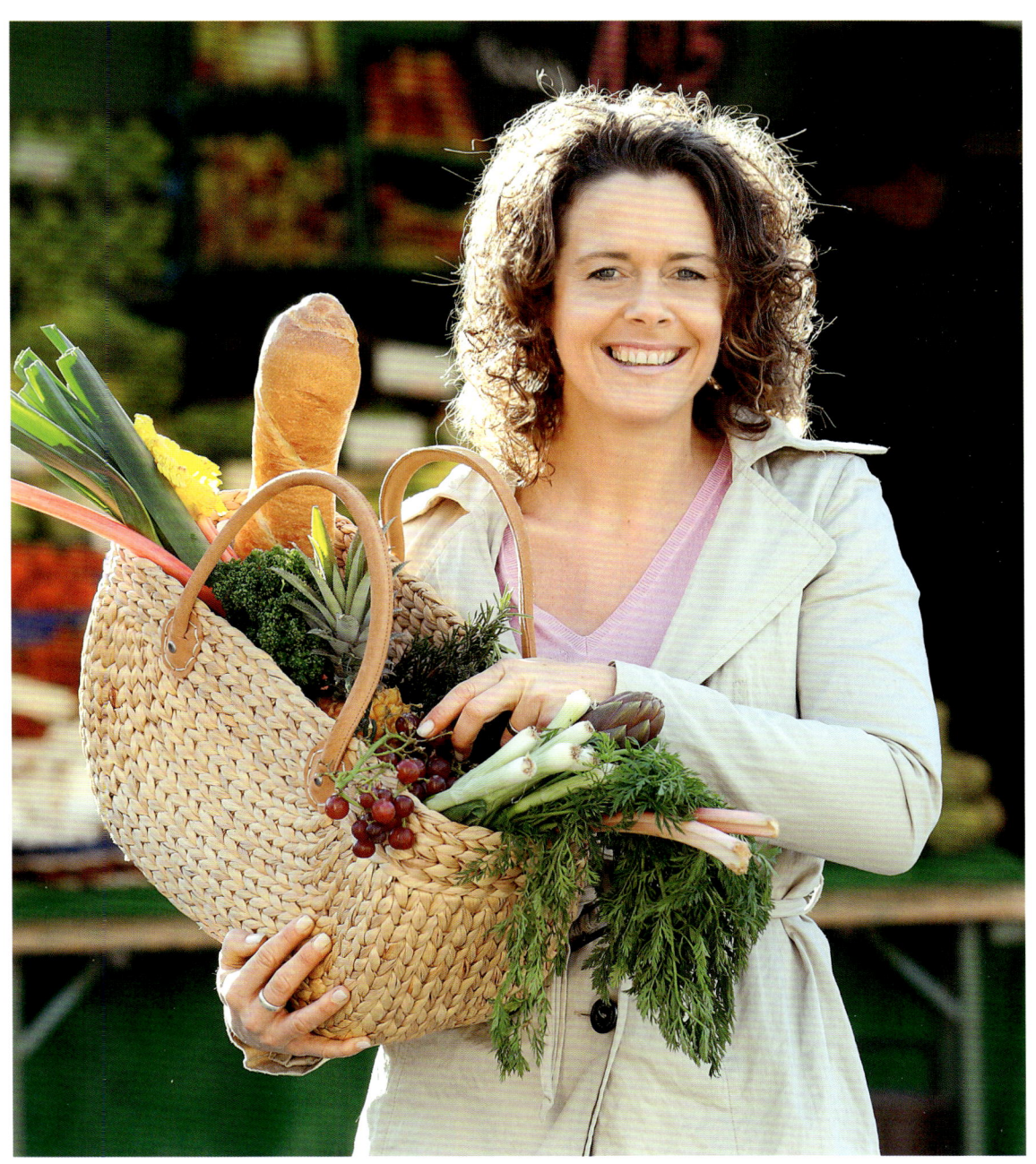

Basisliste für den 4-Wochen-Plan

Im Vorratsschrank

Getreide und Nährmittel:
Dinkel- oder Weizenvollkornmehl
Grieß
Haferflocken
Hirse
Johannisbrotkernmehl
Nudeln (Bandnudeln, Penne und Spaghetti)
Reiswaffeln
Speisestärke
Vollkornnudeln (Bandnudeln und Spaghetti)
Vollkornpaniermehl
Vollkornreis
Weizenmehl

Gemüse:
geschälte Tomaten (aus der Dose)
passierte Tomaten (aus dem Tetrapak)
Knoblauch
Zwiebeln

Hülsenfrüchte, Nüsse und Samen:
Hülsenfrüchte:
Belugalinsen
Kichererbsen (getrocknet
oder aus der Dose)
Linsen (gelbe)
Linsen (rote)

Nüsse:
Cashewkerne
Haselnüsse
Kokosflocken
Mandeln
(ganz, gehackt, gehobelt und gemahlen)
Pinienkerne
Walnusskerne

Samen und Sonstiges:
Erdnussbutter (ungesüßt)
gemahlener Mohn
geschroteter Leinsamen
helle Sesamsamen
Mandelmus
Sesammus
Sonnenblumenkerne

Öle und Essig:
Aceto balsamico
Weißweinessig
Kürbiskernöl
Olivenöl
Rapsöl
Sesamöl
Sonnenblumenöl

Was Sie immer im Haus haben sollten

Würzmittel:
Bio-Gemüsebrühe
Senf (süß und scharf)
Sojasauce
Tomatenmark

Süßes und Backzutaten:
Agar-Agar
Bio-Gelatine
Bio-Vanillezucker
Bitterschokolade (70 % Kakaoanteil)
Gummibärchen (aus dem Bio-Laden)
Honig
Kakaopulver
Pfeilwurzstärke
Reissirup
Rosinen
Vanilleschoten
Vollrohrzucker

Sonstiges:
getrocknete, in Öl eingelegte Tomaten
Kapern (im Glas)
Kokosmilch
Oliven (im Glas)
Pesto (grün; im Glas)
Thunfisch (aus der Dose; im eigenen Saft)

Gewürze:
Cayennepfeffer, Chilipulver, Currypulver,
Kardamon, Koriander, Kräuter der Provence,
Kreuzkümmel, Kümmel, Majoran, Meersalz,
Muskatnuss, Oregano, Paprikapulver
(edelsüß und rosenscharf), Pfeffer aus
der Mühle, Schwarzkümmel, Thymian,
Zimtpulver

Im Kühlschrank

Bio-Kokosfett
Butter
Eier
fettarme Milch (Kuh-, Reis-, Soja-
oder Hafermilch)
Parmesan (gerieben)
Sojasahne

Getränke

Kräuter- oder Früchtetee
Mineralwasser (still)
Rotwein (trocken)
Weißwein (trocken)

Einkaufsliste für die 1. Woche

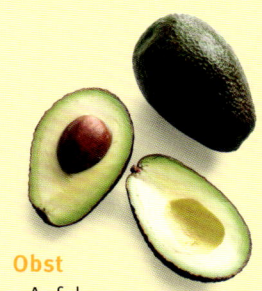

Obst

1 Apfel
3 reife Avocados
1 Banane
2 Birnen
3 Kumquats
2 Mandarinen
1 Mango
1 unbehandelte Orange
400 g Obst der Saison
nach Wahl
100 g Sauerkirschen
(aus dem Glas)
1 unbehandelte Zitrone
3 Zitronen

Gemüse und Kräuter

300 g Blattsalat
250 g Blattspinat
(tiefgekühlt)
22 Cocktailtomaten
170 g Erbsen (tiefgekühlt)
6 Frühlingszwiebeln
4 kleine Gärtnergurken
180 g Hokkaido-Kürbis

1 Kästchen Kresse
1 kleine Stange Lauch
8 Möhren
3 rote und 2 gelbe
Paprikaschoten
100 g Rucola
1 kleine Sellerieknolle
10 Tomaten
3 Zucchini
je 1 Bund Dill,
Petersilie und
Schnittlauch

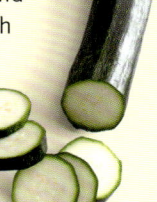

Brot und Getreideprodukte

3 Scheiben Vollkornbrot
(à 60 g)
2 Vollkornbrötchen
(alternativ 2 Scheiben Vollkornbrot oder 4 Scheiben
Vollkorntoast)
5 Scheiben Vollkorntoast

Milchprodukte

350 g Hüttenkäse
400 g Magerquark

150 g Hüttenkäse oder
Magerquark
100 g saure Sahne

Käse

2 Scheiben fettarmer Käse
40 g fettarmer Mozzarella
30 g fettarmer Schafskäse

Wurst

240 g Putenbrust
(in Scheiben)
2 Scheiben Putenbrust
(oder 100 g geräucherter
Fisch)
40 g gekochter Schinken
1 Paar Wiener Würstchen
(aus Putenfleisch)

Fleisch

150 g Hähnchenbrust
2 x 150 g Putenbrust

Fisch und Meeresfrüchte

150 g geräucherter Lachs
3 x 150 g Lachsfilet

Sonstiges

50 g Couscous
400 g Tofu
180 g Tofu mit Kräutern der
Provence (oder natur)

Einkaufsliste für die 2. Woche

Obst
4 Äpfel
2 Äpfel *(alternativ 150 g Bio-Apfelmus aus dem Glas)*
2 Bananen
1 Birne
480 g Erdbeeren
1 unbehandelte Limette
2 Mangos
550 g Obst der Saison nach Wahl (außer Bananen)
100 g Sauerkirschen (aus dem Glas)
2 unbehandelte Zitronen

Gemüse und Kräuter
150 g Blattsalat
300 g grüne Bohnen (frisch oder tiefgekühlt)
300 g Brokkoli
10 Cocktailtomaten
7 Frühlingszwiebeln
400 g Gemüse nach Wahl (für Gemüsebeilage)
40 g Ingwer
3 festkochende Kartoffeln
2 Kohlrabi
2 Stangen Lauch
4 Baby-Maiskolben
8 Möhren
6 rote und 3 gelbe Paprikaschoten

4 Radieschen
2 Bund Rucola
1 kleine Sellerieknolle
7 Tomaten
1 Zucchino
150 g Zuckerschoten
etwas Bohnenkraut und Minze
2 Bund Petersilie
1 Zweig Rosmarin
1 Bund Schnittlauch
25 g gemischte Kräuter (tiefgekühlt)

Brot und Getreideprodukte
50 g Vollkornbaguette
1 Scheibe Vollkornbrot (60 g)
5 Scheiben Vollkorntoast

Milchprodukte
150 g Buttermilch
200 g Erdbeer-Sojajoghurt oder -kuhmilchjoghurt
200 g fettarmer Frischkäse
550 g fettarmer Naturjoghurt
150 g Hüttenkäse
150 g Hüttenkäse oder Magerquark
750 g Magerquark
150 g Ziegen- oder Schafsjoghurt

Käse
40 g Ziegenkäse (kleine runde oder Ziegenrolle)

Wurst
250 g Putenbrust (in Scheiben)

Fleisch
150 g fettarmes Steak (Pute, Rind, Kalb, Schwein oder Lamm; *alternativ 150 g Fischfilet oder 150 g Tofu*)
1 x 150 g, 1 x 300 g Hähnchenbrust
150 g Lammfilet
150 g Putenbrust

Fisch und Meeresfrüchte
150 g Fischfilet (Lachs, Thunfisch oder weißfleischiger Fisch; *alternativ 150 g Steak oder 150 g Tofu*)
150 g weißfleischiges Fischfilet (z. B. Kabeljau, Seelachs oder Rotbarsch)
140 g Shrimps

Sonstiges
3 x 150 g Tofu
150 g Tofu *(alternativ 150 g Steak oder Fischfilet)*

Einkaufsliste für die 3. Woche

Obst

1 Ananas
3 Äpfel
1 Avocado
1 Banane
450 g gemischte Beeren
(tiefgekühlt)
700 g Obst der Saison
nach Wahl
1 Mango
1 Orange
1 kleines Glas Sauerkirschen
(ca. 280 g Abtropfgewicht)
1 unbehandelte Zitrone

Gemüse und Kräuter

500 g Blattsalat
200 g Blattspinat
(tiefgekühlt)
200 g Champignons
25 Cocktailtomaten
200 g Erbsen (tiefgekühlt)
2 Frühlingszwiebeln
4 Möhren
250 g festkochende
Kartoffeln
1 Kästchen Kresse
2 Tomaten
4 rote, 2 gelbe und
1 grüne Paprikaschoten
1 Salatgurke

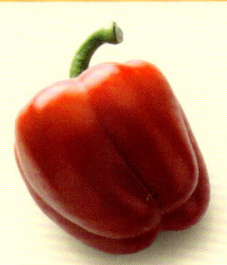

2 kleine Gläser weißer Spargel (ca. 200 g Abtropfgewicht)
2 Stangen Staudensellerie
2 Zucchini
je 1 Bund Dill, Petersilie und
Schnittlauch
Bärlauch nach Belieben
25 g gemischte Kräuter
(tiefgekühlt)

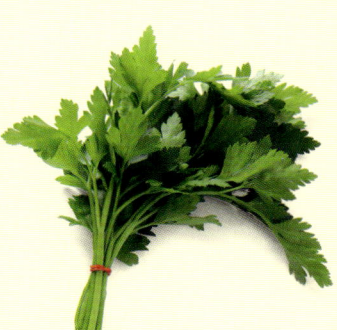

Brot und Getreideprodukte

3 Scheiben Vollkornbrot
(à 60 g)
4 Scheiben Vollkorntoast

Milchprodukte

375 g fettarmer Naturjoghurt
350 g Hüttenkäse
250 g Kefir
500 g Magerquark
100 g Sojajoghurt natur

Käse

230 g fettarmer Schafskäse
40 g Gorgonzola
40 g Harzer Käse

Wurst

100 g magerer Frühstücks-
speck
80 g Putenbrust
(in Scheiben)

Fleisch

150 g Hähnchenbrust
150 g Putenbrust

Fisch und Meeresfrüchte

130 g geräucherter Lachs
150 g Lachsfilet
150 g Thunfischsteak
130 g Shrimps

Sonstiges

30 g Kokoschips
150 g Seitan *(oder Tofu)*
520 g Tofu

Einkaufsliste für die 4. Woche

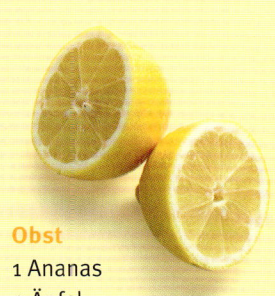

Obst
1 Ananas
4 Äpfel
1 Avocado
2 Birnen
100 g Erdbeeren
1 Kiwi
1 kleine Mango
100 g Obst der Saison
nach Wahl
3 EL Sauerkirschen
(aus cem Glas)
4 unbehandelte Zitrone

Gemüse und Kräuter
450 g Blattsalat
725 g Brokkoli
150 g Champignons (weiße
oder braune)
15 Cocktailtomaten
200 g Erbsen (tiefgekühlt)
1 Fenchelknolle
7 Möhren
400 g festkochende
Kartoffeln
1 Kästchen Kresse

3 rote und 3–4 gelbe
Paprikaschoten
75 g Rucola
1 Salatgurke
1 kleine Sellerieknolle
2 kleine Gläser weißer Spargel (ca. 200 g Abtropfgewicht)
4 Tomaten
3 Zucchini
3 Bund Petersilie
1 Bund Schnittlauch
1 Bund Dill

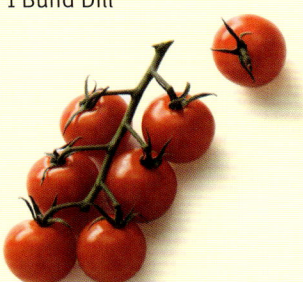

Brot und Getreideprodukte
1 Scheibe Knäckebrot
3 Scheiben Vollkornbrot
(à 60 g)
60 g Pumpernickelscheiben
2 Scheiben Vollkorntoast

Milchprodukte
50 g Buttermilch
1 TL fettarmer Frischkäse
240 g Hüttenkäse

300 g Hüttenkäse oder
Magerquark
400 g fettarmer Naturjoghurt
650 g Magerquark

Käse
100 g fettarmer Käse
(am Stück)
1 Scheibe fettarmer Käse

Wurst
120 g Putenbrust
(in Scheiben)
200 g fettarmer gekochter
Schinken

Fleisch
2 x 150 g Hähnchenbrust
1 Hähnchenkeule *(oder
150 g Hähnchenbrust)*
150 g Putenbrust

Fisch und Meeresfrüchte
150 g Fischfilet nach Wahl
(z. B. Thunfisch, Kabeljau,
Victoriabarsch)
130 g geräucherter Lachs
150 g Lachsfilet
130 g Krabben (in Lake)

Sonstiges
450 g Tofu

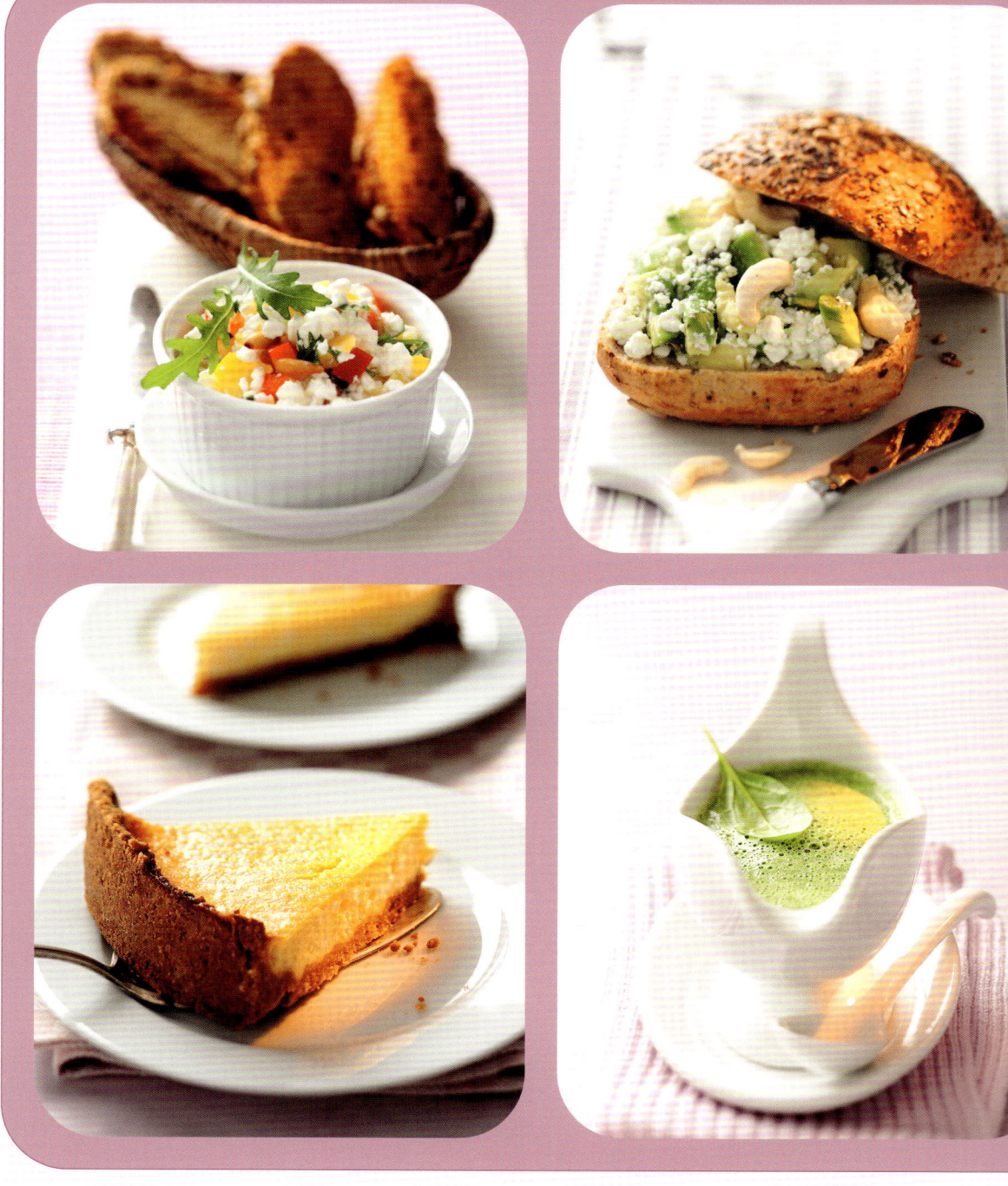

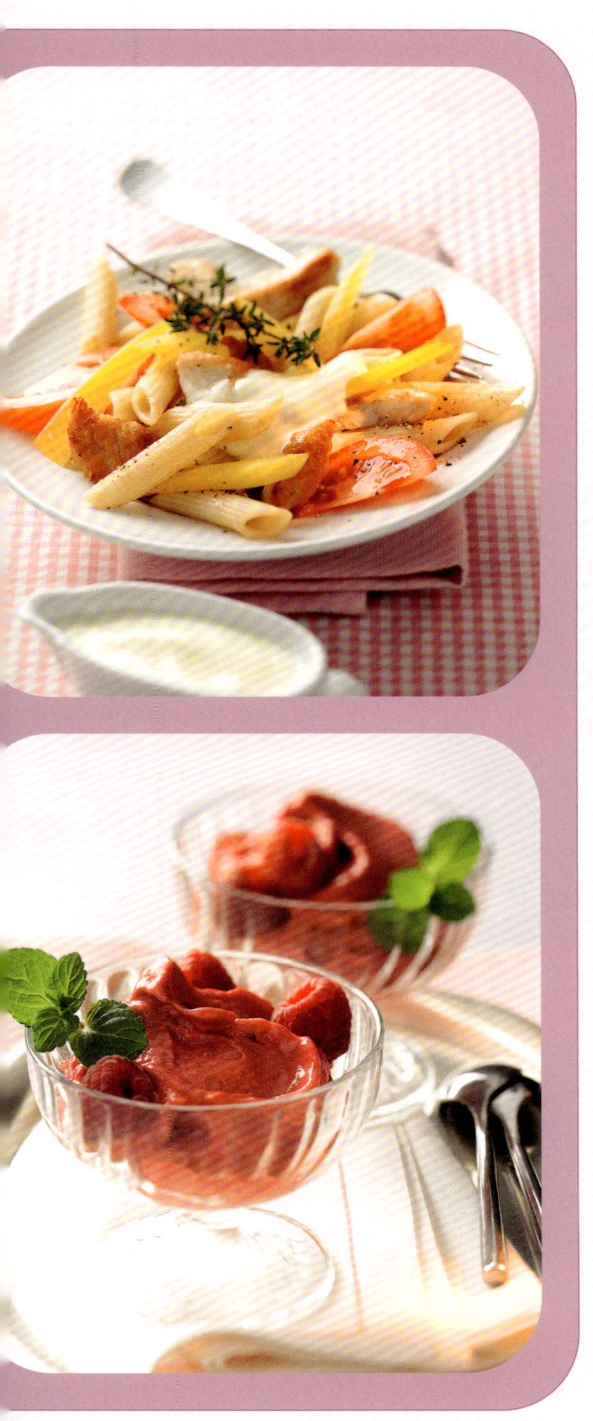

Welleat – noch mehr Rezepte

Sie sind auf den Geschmack gekommen und wünschen sich noch weitere Welleat-Rezepte? Dann werden Sie von den folgenden Rezeptideen begeistert sein! Sie beweisen nämlich, dass selbst vermeintliche Sünden wie Desserts und Kuchen in das Welleat-Konzept passen. Ein weiteres Plus: Hier finden Sie auch Snacks und Gerichte, die Sie bequem und schnell zu Hause vorbereiten und mit ins Büro nehmen können.

Vegetarische Aufstriche

Für noch mehr Abwechslung auf dem Brot sorgen diese köstlichen Aufstriche. Sie sind schnell gemacht und lassen sich prima mitnehmen. Ob Sie sie zum Frühstück oder als Mittagsimbiss auf ein Vollkorn- oder Knäckebrot, auf Vollkorntoast oder Reiswaffeln streichen, das bleibt ganz Ihnen überlassen. Nur eines sollten Sie bitte beachten: Die Brotaufstriche, die Rohkost (Paprika und Zucchini) enthalten, sind streng genommen als Abendessen nicht geeignet.

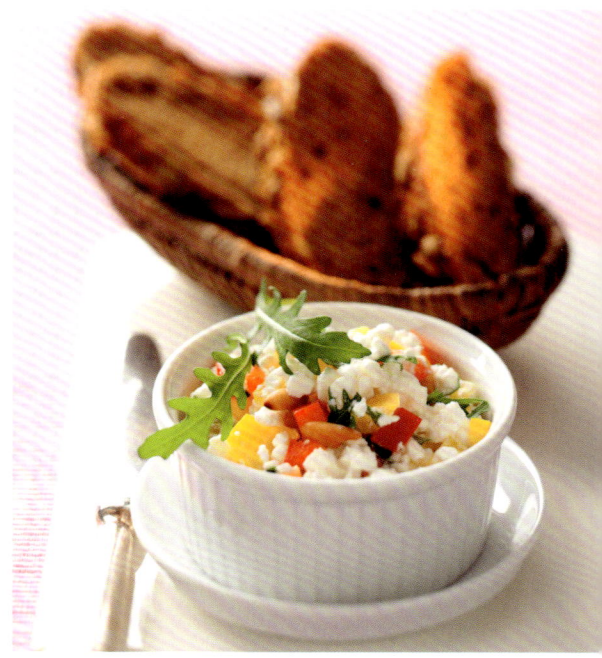

Nussquark mit Zucchiniraspeln

Zutaten für 1 Portion
150 g Magerquark
2 TL gemahlene Nüsse (z. B. Haselnüsse,
Walnuss- oder Cashewkerne)
1/2 Bund Petersilie
1 kleiner Zucchino
1 Spritzer Zitronensaft
Meersalz · Pfeffer aus der Mühle

1 Den Quark in einer kleinen Schüssel mit den Nüssen verrühren.

2 Die Petersilie waschen und trocken schütteln, die Blätter von den Stielen zupfen und fein hacken. Den Zucchino putzen, waschen und auf der Gemüsereibe fein raspeln.

3 Die Petersilie und die Zucchiniraspel unter den Quark rühren und den Nussquark mit Zitronensaft, Salz und Pfeffer abschmecken.

Rucola-Hüttenkäse-Aufstrich

Zutaten für 2 Portionen
1/2 gelbe Paprikaschote · 1/2 rote Paprikaschote
1/2 Bund Rucola · 1 EL Pinienkerne
200 g Hüttenkäse · Meersalz · Pfeffer aus der Mühle

1 Die Paprika entkernen, waschen und in kleine Würfel schneiden. Den Rucola verlesen, waschen und trocken schleudern, grobe Stiele entfernen. Die Rucolablätter fein hacken.

2 Die Pinienkerne grob hacken und mit den Paprikawürfeln, dem Rucola und dem Hüttenkäse in einer Schüssel mischen. Den Aufstrich mit Salz und Pfeffer abschmecken.

Süßer Linsenaufstrich

Zutaten für 1 Portion
25 g gelbe Linsen
2 TL Reissirup oder Honig
1 TL Erdnussbutter (ungesüßt) · 1 EL Magerquark

1 In einem kleinen Topf etwa 100 ml Wasser zum Kochen bringen und die Linsen darin zugedeckt bei schwacher Hitze 10 Minuten kochen. Die Linsen in ein Sieb abgießen und abtropfen lassen.

2 Linsen mit Reissirup oder Honig, der Erdnussbutter, dem Quark und 1 bis 2 EL Wasser in einen hohen Rührbecher geben und mit dem Stabmixer pürieren.

Pikanter Linsenaufstrich

Zutaten für 1 Portion
25 g gelbe Linsen · 2 EL Sonnenblumenkerne
1 ½ EL Sojasauce · 1 EL Magerquark
½ TL Reissirup

1 In einem kleinen Topf etwa 100 ml Wasser zum Kochen bringen und die Linsen darin zugedeckt bei schwacher Hitze 10 Minuten kochen. Die Linsen in ein Sieb abgießen und abtropfen lassen.

2 Die Sonnenblumenkerne in einer Pfanne ohne Fett anrösten, mit der Sojasauce ablöschen und beiseitestellen.

3 Die Linsen mit den Sonnenblumenkernen, dem Quark, dem Reissirup und 2 EL Wasser in einen hohen Rührbecher geben und mit dem Stabmixer pürieren.

Ziegenfrischkäse mit gerösteten Sonnenblumenkernen

Zutaten für 1 Portion
3 EL Sonnenblumenkerne · 1 ½ EL Sojasauce
1 Scheibe Vollkorntoast · 2 EL Ziegenfrischkäse

1 Die Sonnenblumenkerne in einer Pfanne ohne Fett anrösten, mit der Sojasauce ablöschen und beiseitestellen.

2 Das Toastbrot leicht anrösten, mit dem Ziegenfrischkäse bestreichen und mit den Sonnenblumenkernen bestreuen.

Paprika-Schafskäse-Aufstrich

Zutaten für 1 Portion
180 g rote Paprikaschote
50 g fettarmer Schafskäse
1 EL Hüttenkäse
1 EL Olivenöl
Meersalz (oder Ume Su; jap. Würzsauce)
Pfeffer aus der Mühle · Chilipulver

1 Die Paprika längs halbieren, entkernen und waschen. Die Paprikahälften klein schneiden und in einen hohen Rührbecher geben.

2 Den Schafskäse in kleine Stücke brechen und mit dem Hüttenkäse dazugeben. 1 EL Wasser und das Olivenöl hinzufügen und alles mit dem Stabmixer fein pürieren.

3 Den Aufstrich mit Salz oder Ume Su, Pfeffer und 1 Prise Chilipulver abschmecken.

Salatsaucen

Das A und O bei einem Salat sind hochwertige Zutaten, keine Frage! Aber knackige Salatblätter und frisches Gemüse allein machen noch keinen guten Salat aus. Erst mit der richtigen Sauce wird aus der Rohkost ein aromatisches und vitaminreiches Gericht. Ob Sie eine Salatsauce auf Essig-Öl-Basis bevorzugen oder eher ein Fan von cremigem Joghurt-Dressing sind: Hier finden Sie die passenden Anregungen für jeden Geschmack. Und weil es Zeit spart, gleich eine größere Menge an Salatsauce zuzubereiten, sind die Rezepte für 4 Portionen berechnet. Was Sie nicht verbrauchen, können Sie in ein Schraubglas füllen und 3 bis 5 Tage im Kühlschrank aufbewahren.

Petersilien-Kapern-Vinaigrette

Zutaten für 4 Portionen
1 Knoblauchzehe · ½ Bund Petersilie
3 EL Balsamico bianco
4 EL Olivenöl · 2 EL Sesamöl
10 eingelegte Kapern
½ TL Honig · 1 TL Dijon-Senf
Meersalz · Pfeffer aus der Mühle

1 Den Knoblauch schälen und grob zerkleinern. Die Petersilie waschen und trocken schütteln, die Blätter von den Stielen zupfen.

2 Knoblauch und Petersilie mit dem Essig, beiden Ölsorten, Kapern, Honig und Senf sowie etwas Salz und Pfeffer in einen hohen Rührbecher geben und mit dem Stabmixer pürieren. Die Vinaigrette passt gut zu Chicorée und Radicchio.

Balsamico-Dressing

Zutaten für 4 Portionen
2 EL Aceto balsamico · 1 TL Dijon-Senf
Meersalz · Pfeffer aus der Mühle · 4 EL Olivenöl

1 Den Essig mit dem Senf, ½ TL Salz und etwas Pfeffer in einer kleinen Schüssel mit dem Schneebesen verrühren.

2 Das Olivenöl nach und nach unterrühren. Nach Belieben noch frische oder tiefgekühlte Salatkräuter untermischen. Dieser Klassiker passt zu allen Salaten.

Orangen-Vinaigrette

Zutaten für 4 Portionen
2 EL Apfelessig · 4 EL Orangensaft · 1 TL Dijon-Senf
Meersalz · Pfeffer aus der Mühle · 4 EL Sesamöl

1 Den Essig mit dem Orangensaft, dem Senf, ½ TL Salz und etwas Pfeffer verrühren. Sesamöl nach und nach unterrühren. Nach Belieben noch klein geschnittene Orangenfilets untermischen.

Honig-Senf-Vinaigrette

Zutaten für 4 Portionen
½ Knoblauchzehe
3–4 Stiele Petersilie (oder andere Kräuter, z. B. Basilikum)
2 EL Aceto balsamico · 1 TL Dijon-Senf mit Honig
Meersalz · Pfeffer aus der Mühle
4 EL Olivenöl

1 Den Knoblauch schälen und in sehr feine Würfel schneiden. Die Petersilie waschen und trocken schütteln, die Blätter abzupfen und fein hacken.

2 Den Essig mit Senf, Knoblauch, 1/2 TL Salz und etwas Pfeffer verrühren. Olivenöl nach und nach unterrühren, die Petersilie untermischen. Passt zu allen Salaten.

Erdnuss-Pinienkern-Vinaigrette

Zutaten für 4 Portionen

1/2 Knoblauchzehe · 2 EL Pinienkerne
2 EL Kräuteressig · 1/2 TL Erdnussbutter (ungesüßt)
1 TL Dijon-Senf · Meersalz · 4 EL Rapsöl

1 Den Knoblauch schälen und in sehr feine Würfel schneiden. Die Pinienkerne in einer Pfanne ohne Fett goldbraun rösten.

2 Den Essig mit der Erdnussbutter, dem Senf, dem Knoblauch und 1/2 TL Salz verrühren. Das Rapsöl nach und nach unterrühren. Zuletzt die Pinienkerne untermischen. Die Vinaigrette passt gut zu Feldsalat.

Joghurt-Dressing

Zutaten für 4 Portionen

2 Frühlingszwiebeln
2–3 Stiele Petersilie (oder Basilikum)
2 EL Balsamico bianco
50 g fettarmer Naturjoghurt
1 TL Dijon-Senf mit Honig
Meersalz · Pfeffer aus der Mühle
4 EL Olivenöl · 2 EL Sesamöl (oder Walnussöl)

1 Frühlingszwiebeln putzen, waschen und in feine Ringe schneiden. Die Petersilie waschen und trocken schütteln, die Blätter abzupfen und fein hacken.

2 Den Essig mit dem Joghurt, dem Senf, 1/2 TL Salz und etwas Pfeffer verrühren. Die beiden Ölsorten nach und nach unterrühren. Zuletzt die Frühlingszwiebeln und die Petersilie untermischen. Nach Belieben noch ein paar fein gehackte Champignons dazugeben. Das Dressing passt zu knackigen Blattsalaten und allen Gemüsesalaten.

Gemüsesaucen

Sie haben nicht viel Zeit und wollen trotzdem etwas »Vernünftiges« essen? Dann braten Sie sich doch einfach ein mageres Stück Fleisch, eine Scheibe Tofu oder ein Fischfilet und machen sich dazu eine feine Gemüsesauce: Das ist Welleat vom Feinsten! Das Gute daran: Sie können praktisch jedes Gemüse, das Sie noch im Kühlschrank haben, verwenden. Das Gemüse wird kurz in Brühe gegart, püriert und verfeinert – und Sie werden ohne großen Aufwand mit einer Extra-Portion an Vitaminen, Mineralstoffen, Spurenelementen und Ballaststoffen versorgt.

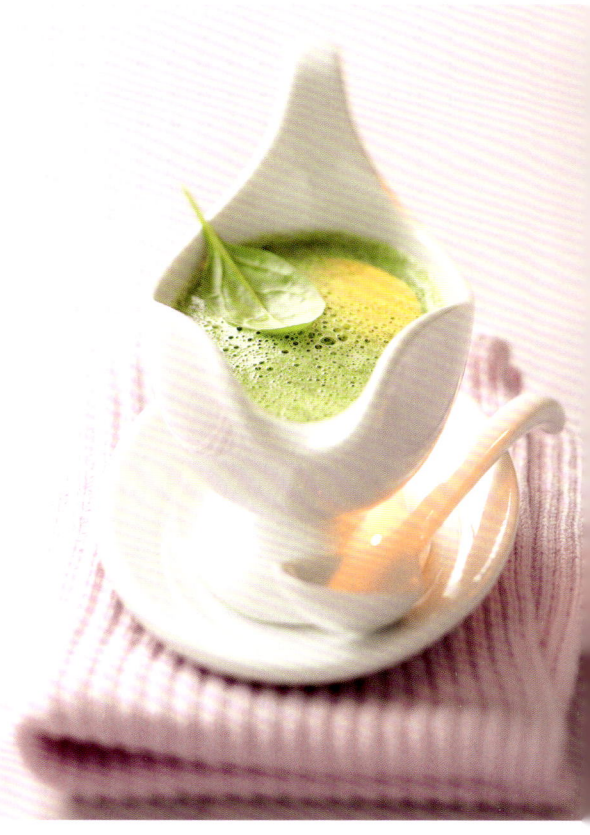

Möhren-Sellerie-Sauce

Zutaten für 1 Portion
1/2 Zwiebel
1 Knoblauchzehe
1/2 Möhre · 50 g Knollensellerie
1 TL Sesamöl
1/4 l Gemüsebrühe
Meersalz · Pfeffer aus der Mühle

1 Die Zwiebel und den Knoblauch schälen und in feine Würfel schneiden. Die Möhre und den Sellerie putzen, schälen und in kleine Stücke schneiden.

2 Das Sesamöl in einem Topf erhitzen, die Zwiebel, den Knoblauch und das Gemüse darin andünsten. Mit der Brühe ablöschen und die Sauce zugedeckt 10 Minuten köcheln lassen.

3 Die Gemüsesauce mit dem Stabmixer pürieren und mit Salz und Pfeffer abschmecken.

Spinat-Kokos-Sauce

Zutaten für 1 Portion
180 g Blattspinat (tiefgekühlt)
1/2 Zwiebel
1 TL Kokosfett
100 ml Gemüsebrühe
3 EL Kokosmilch · Meersalz
1 TL Zitronensaft
frisch geriebene Muskatnuss

1 Den Blattspinat etwas antauen lassen. Die Zwiebel schälen und in feine Würfel schneiden. Das Kokosfett in einem Topf erhitzen und die Zwiebel darin andünsten. Den Spinat dazugeben und die Brühe angießen. Die Sauce aufkochen und zugedeckt bei schwacher Hitze 5 Minuten köcheln lassen.

2 Die Kokosmilch hinzufügen und die Sauce mit dem Stabmixer pürieren. Die Spinat-Kokos-Sauce mit Salz, Zitronensaft und 1 Prise Muskatnuss abschmecken, bei Bedarf noch etwas Wasser angießen.

sahne unterrühren. Die Sauce mit Zitronensaft, Senf, Reissirup, Salz und Pfeffer abschmecken und zum Schluss die Kresse untermischen.

Mein Tipp

Alle Saucen – bis auf die Spinatsauce – können Sie wunderbar einfrieren. Bereiten Sie am besten gleich die doppelte oder eine mehrfache Menge zu, und frieren Sie den Rest portionsweise ein.

Kohlrabi-Kresse-Sauce

Zutaten für 1 Portion
½ kleine Zwiebel
1 mittelgroßer Kohlrabi (ca. 150 g)
1 EL Sesamöl · 2 EL trockener Weißwein
150 ml Gemüsebrühe
½ Kästchen Kresse
3 EL Sojasahne · 3 TL Zitronensaft
½ TL Senf · ½ TL Reissirup
Meersalz · Pfeffer aus der Mühle

1 Die Zwiebel schälen und in feine Würfel schneiden. Kohlrabi putzen, schälen und in Stücke schneiden. Das Sesamöl in einem Topf erhitzen, die Zwiebel und den Kohlrabi darin andünsten.

2 Das Gemüse mit dem Wein ablöschen und kurz einkochen lassen. Die Brühe angießen und die Sauce zugedeckt etwa 12 Minuten köcheln lassen.

3 Die Kresse vom Beet schneiden, in einem kleinen Sieb kalt abbrausen und abtropfen lassen. Die Kohlrabisauce mit dem Stabmixer pürieren und die Soja-

Champignonsauce

Zutaten für 1 Portion
2 Frühlingszwiebeln · 100 g Champignons
1 TL Olivenöl
1 Schuss trockener Weißwein
100 ml Gemüsebrühe
3 EL Sojasahne · Meersalz
1 TL Zitronensaft
frisch geriebene Muskatnuss
1 TL gehackte Petersilie

1 Die Frühlingszwiebeln putzen, waschen und in feine Ringe schneiden. Die Pilze putzen, trocken abreiben und grob in Stücke schneiden.

2 Das Olivenöl in einem Topf erhitzen, Frühlingszwiebeln und Champignons darin andünsten. Mit dem Wein ablöschen und kurz einkochen lassen.

3 Die Brühe und die Sojasahne angießen und die Sauce kurz aufkochen. Mit Salz, Zitronensaft und 1 Prise Muskatnuss würzen. Zuletzt die Petersilie unter die Sauce rühren.

Desserts

Kann denn Süßes Sünde sein? Bei diesen ausgewogenen und natürlich gesüßten Nachspeisen müssen Sie absolut kein schlechtes Gewissen haben. Egal, ob ein zart schmelzendes Eis im Sommer oder ein wärmender Gewürzapfel im Winter: Hin und wieder haben Sie sich etwas Süßes mehr als verdient – als kulinarische Streicheleinheit sozusagen. Und damit Sie einen Ihrer Lieben mitverwöhnen können, sind die folgenden Rezepte für 2 Personen konzipiert.

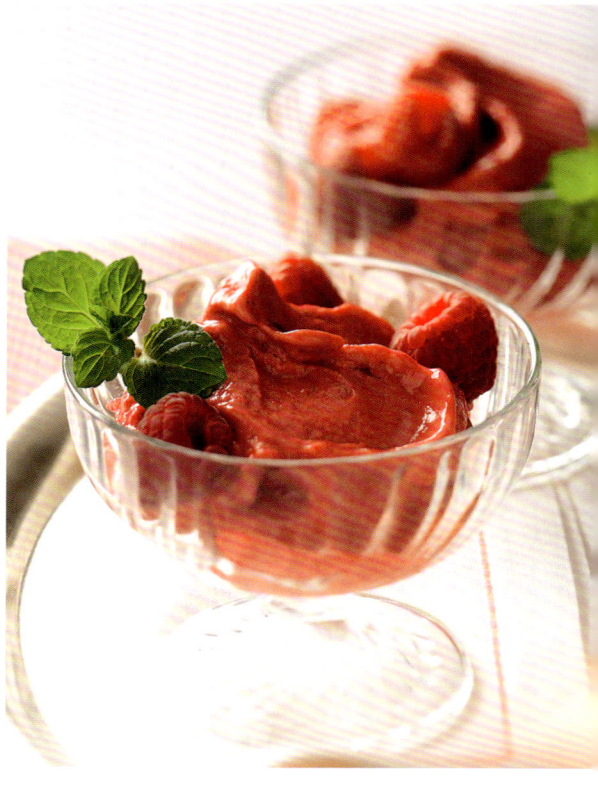

Schokoladenpudding

Zutaten für 2 Portionen
2–3 Blatt weiße Gelatine
(je nach gewünschter Konsistenz)
200 g Hüttenkäse
1 gehäufter TL Kakaopulver
3 EL gehackte Mandeln
2 EL Reissirup
20 g Bitterschokolade (70 % Kakaoanteil)

1 Die Gelatine in kaltem Wasser einweichen. Den Hüttenkäse mit dem Kakaopulver, den Mandeln und dem Reissirup in einem Topf erwärmen.

2 Die Gelatine gut ausdrücken und unter Rühren in der Hüttenkäsemasse auflösen. Den Schokoladenpudding in zwei Schälchen füllen und etwa 4 Stunden kühl stellen.

3 Die Bitterschokolade fein hacken und den Pudding damit bestreuen.

Himbeer-Halbgefrorenes

Zutaten für 2 Portionen
2 TL Speisestärke
160 ml Vanille-Sojamilch
150 g Himbeeren (tiefgekühlt)
1–2 TL Vanillezucker
1 TL Reissirup
125 g Magerquark
2 TL Zitronensaft

1 Die Stärke mit etwas kaltem Wasser glatt rühren. Die Vanillemilch in einem kleinen Topf erwärmen, die angerührte Stärke hinzufügen, mit dem Schneebesen unterrühren und kurz aufkochen lassen. Die leicht gebundene Vanillemilch beiseitestellen und etwas abkühlen lassen.

2 Die gefrorenen Himbeeren in einen Mixer oder eine Küchenmaschine geben. Den Vanillezucker, den Reissirup, den Quark und den Zitronensaft dazugeben. Die Milch darübergießen und alles fein pürieren. Das Halbgefrorene in Schälchen oder Dessertgläser füllen und sofort servieren.

Aprikosenpudding

Zutaten für 2 Portionen
2–3 Blatt weiße Gelatine
(je nach gewünschter Konsistenz)
4 Aprikosen · 14 Haselnüsse
200 g Hüttenkäse · 1 EL Reissirup

1 Die Gelatine in kaltem Wasser einweichen. Die Aprikosen waschen, halbieren, entsteinen und in kleine Würfel schneiden. Die Aprikosen in einen hohen Rührbecher geben und mit dem Stabmixer pürieren. Die Haselnüsse grob hacken.

2 Den Hüttenkäse mit den pürierten Aprikosen, dem Reissirup und den Haselnüssen in einem Topf erwärmen. Die Gelatine gut ausdrücken und unter Rühren in der Hüttenkäsemasse auflösen.

3 Den Aprikosenpudding in zwei Schälchen füllen und etwa 4 Stunden kühl stellen.

Karamellisierte Gewürzäpfel

Zutaten für 2 Portionen
4 kleine Äpfel · 1 ½ TL Olivenöl
2–3 TL Vanillezucker
½ TL Zimtpulver
1 Msp. gemahlener Piment
frisch geriebene Muskatnuss
200 g Hüttenkäse

1 Die Äpfel waschen und trocken reiben. Die Äpfel vierteln, entkernen und in Spalten schneiden. Das Olivenöl mit dem Vanillezucker in einer Pfanne erhitzen, bis der Zucker geschmolzen ist. Die Apfelspalten, Zimt, Piment und 1 Prise Muskatnuss dazugeben und die Apfelspalten karamellisieren, bis sie leicht braun sind.

2 Den Hüttenkäse auf zwei Schälchen verteilen und die Apfelspalten darauf anrichten. Den Zucker in der Pfanne mit 5 EL Wasser ablöschen, kurz einkochen lassen und über die Äpfel geben.

Mein Tipp

Ich liebe die folgende Rezeptvariation ganz besonders: Den Hüttenkäse als kleine Kuppeln in zwei Schälchen anrichten und die Hälfte der karamellisierten Äpfel rundherum anrichten. Die restlichen Apfelspalten in der Pfanne mit 1 Schuss Weißwein ablöschen, 2 EL Sojasahne dazugeben und alles fein pürieren. Das Bratapfelpüree über die Hüttenkäsekuppeln geben. Sieht super aus und schmeckt einfach himmlisch!

Kuchen

Es gibt immer wieder Momente, da muss einfach ein Kuchen auf den Tisch – sei es für eine Einladung zum Kaffee, eine Geburtstags- oder eine andere Feier. Die nachfolgenden Kuchen enthalten hochwertige Fette aus Mandeln und Nüssen, gute Kohlenhydrate aus Vollkornmehl, Hirse und Vollrohrzucker und Eiweiß aus Joghurt, Quark und Eiern. Deshalb können Sie sie ohne Reue genießen und Ihre Gäste zugleich überraschen und von Welleat überzeugen.

Mandelkuchen

Zutaten für 1 Springform
mit 28 cm Durchmesser
5 Eier · 150 g Kokosfett · 90 g Vollrohrzucker
1 Päckchen Vanillezucker
200 g gemahlene Mandeln
1 TL Weinstein-Backpulver (aus dem Bio-Laden)
Meersalz · 150 g Mandelblättchen

1 Die Eier trennen. Den Backofen auf 150 °C (Umluft) vorheizen. In einer Rührschüssel das Kokosfett mit dem Zucker, dem Vanillezucker und den Eigelben schaumig rühren. Die Mandeln und das Backpulver dazugeben und unterrühren.

2 Die Eiweiße in einem hohen Rührbecher mit 1 Prise Salz steif schlagen und mit dem Schneebesen unter den Mandelteig heben.

3 Die Springform mit Backpapier auslegen und den Teig in die Form füllen. Mit den Mandelblättchen bestreuen und den Kuchen im Ofen auf der mittleren

Schiene etwa 40 Minuten goldbraun backen. Den Kuchen abkühlen lassen, aus der Form lösen und in Stücke schneiden.

Mein Tipp

Sie wollen nicht auf Sahne zum Kuchen verzichten? Dann sollten Sie unbedingt diese etwas andere Schlagsahne probieren. Sie ist rein pflanzlich, enthält weniger Fett und ist cholesterinfrei. Dafür 250 g Sojasahne in einem hohen Rührbecher mit den Quirlen des Handrührgeräts steif schlagen, dabei langsam den Saft von 1 Zitrone dazugeben. Die Sahne mit 1 TL Reissirup oder Honig süßen und ganz nach Belieben zusätzlich mit Zimtpulver, gemahlenem Kardamom oder echtem Vanillemark aromatisieren.

Möhrenkuchen

Zutaten für 1 Springform
mit 28 cm Durchmesser
1/2 unbehandelte Zitrone
200 g Möhren · 5 Eier · 100 g Honig
1 Päckchen Vanillezucker
200 g gemahlene Haselnüsse · Meersalz

1 Die Zitrone heiß waschen und trocken reiben. Die Schale fein abreiben und den Saft auspressen. Die Möhren putzen, schälen und auf der Gemüsereibe fein raspeln. Die Eier trennen.

2 Den Backofen auf 150 °C (Umluft) vorheizen. In einer Rührschüssel die Eigelbe mit dem Honig und dem Vanillezucker schaumig rühren, dann die Zitronenschale und den -saft, die Möhren und die Nüsse dazugeben und unterrühren.

3 Die Eiweiße in einem hohen Rührbecher mit 1 Prise Salz steif schlagen und mit dem Schneebesen unter den Teig heben.

4 Die Springform mit Backpapier auslegen und den Teig in die Form füllen. Den Möhrenkuchen im Ofen auf der mittleren Schiene etwa 25 Minuten backen. Den Kuchen abkühlen lassen, aus der Form lösen und in Stücke schneiden.

Vanille-Käse-Kuchen

Zutaten für 1 Springform
mit 28 cm Durchmesser
Für den Teig:
180 g Dinkel- oder Weizenvollkornmehl
90 g Vollrohrzucker · 1 Eigelb
1 EL Rum · 3 EL Kokosfett
1 TL abgeriebene unbehandelte Zitronenschale
Fett für die Form

Für den Belag:
200 g Vanillejoghurt · 300 g Hüttenkäse
1 Ei · 1 Eiweiß · 2 EL Vollrohrzucker
1 TL abgeriebene unbehandelte Orangenschale
1/2 Packung Vanillepuddingpulver

1 Für den Teig das Mehl auf die Arbeitsfläche häufen und eine Mulde hineindrücken. Den Zucker auf dem Rand verteilen, das Eigelb, den Rum, das Kokosfett und die Zitronenschale in die Mulde geben. Alles mit den Händen zu einem glatten Teig verkneten.

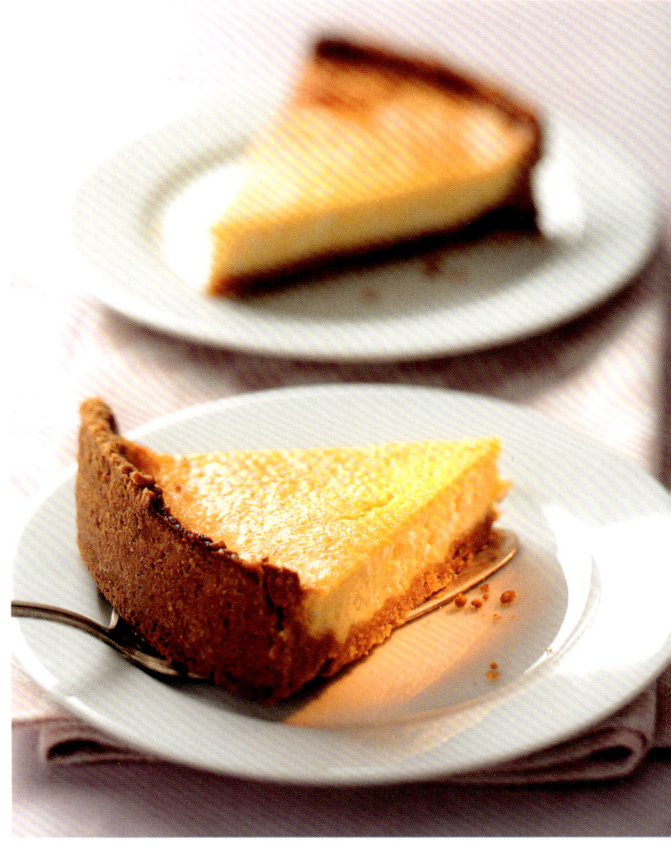

2 Die Springform einfetten, den Teig darin mit den Händen verteilen und leicht andrücken, dabei einen Rand formen. Den Backofen auf 150 °C vorheizen.

3 Für den Belag Vanillejoghurt, Hüttenkäse, Ei und Eiweiß, Zucker und Orangenschale mit den Quirlen des Handrührgeräts gut vermischen. Zuletzt das Puddingpulver unterrühren. Die Masse auf dem Teig verteilen und den Vanille-Käse-Kuchen im Ofen auf der mittleren Schiene etwa 50 Minuten backen.

Stachelbeerkuchen

Zutaten für 1 Springform
mit 28 cm Durchmesser

Für den Teig:

150 g Mehl
3 TL Backpulver
75 g Magerquark
*50 ml fettarme Milch (Kuh-, Reis-, Soja-
oder Hafermilch)*
5 EL Sonnenblumenöl
40 g Zucker
1 Päckchen Vanillezucker
Meersalz · Fett für die Form

Für den Belag:

750 g Stachelbeeren (frisch oder tiefgekühlt)
1 Vanilleschote
1 unbehandelte Zitrone
250 g Magerquark
100 g fettarmer Naturjoghurt
1 Ei · 70 g Reissirup
2 EL Vanillepuddingpulver

1 Für den Teig Mehl, Backpulver, Quark, Milch, Öl, Zucker, Vanillezucker und 1 Prise Salz in eine Rührschüssel geben und mit den Knethaken des Handrührgeräts zu einem glatten Teig verkneten.

2 Die Springform einfetten. Den Teig in der Springform verteilen und leicht andrücken, dabei einen Rand formen. Den Teig etwa 1 Stunde kühl stellen.

3 Backofen auf 180 °C (Umluft) vorheizen. Den Teig mit einer Gabel mehrmals einstechen und im Ofen auf der mittleren Schiene etwa 10 Minuten vorbacken.

Mein Tipp

Frische Stachelbeeren gibt es leider nur wenige Wochen im Jahr. Außerhalb der Saison können Sie den Kuchen aber genauso gut mit Äpfeln oder Birnen zubereiten: Dafür den Quark-Öl-Teig wie im Rezept beschrieben zubereiten und vorbacken. Für den Belag 500 g Äpfel oder Birnen schälen, entkernen und grob raspeln. Mit 50 g Rosinen und 2 TL Zimtpulver mischen. 200 g Hüttenkäse oder Magerquark auf dem Kuchenboden verstreichen, die Apfel- oder Birnenmasse darauf verteilen und mit 100 g Mandelblättchen bestreuen. Den Apfel- bzw. Birnenkuchen im vorgeheizten Backofen bei 180 °C (Umluft) etwa 40 Minuten backen und mit geschlagener Sojasahne (siehe Tipp S. 104) servieren.

4 Für den Belag die Stachelbeeren waschen und auf einem Sieb gut abtropfen lassen. Die Vanilleschote längs aufschneiden und das Mark mit einem spitzen Messer herauskratzen. Die Zitrone heiß waschen und trocken reiben, die Schale fein abreiben.

5 In einer Rührschüssel den Quark mit dem Joghurt, Ei, Reissirup, Puddingpulver, Vanillemark und Zitronenschale mit den Quirlen des Handrührgeräts verrühren. Die Stachelbeeren gleichmäßig auf dem Teigboden verteilen und die Quarkmasse darübergießen. Den Kuchen im Ofen auf der mittleren Schiene etwa 35 Minuten backen.

6 Den Stachelbeerkuchen abkühlen lassen, aus der Form lösen und in Stücke schneiden.

Mohnkuchen

Zutaten für 1 Springform
mit 28 cm Durchmesser
Fett für die Form
5 Eier · Meersalz
80 g Vollrohrzucker
80 g Kokosfett
100 g gemahlene Haselnüsse
200 g gemahlener Mohn · 1 EL Rum
Saft von 1/2 Zitrone

1 Den Backofen auf 180 °C vorheizen. Die Springform einfetten. Die Eier trennen. Die Eiweiße in einem hohen Rührbecher mit 1 Prise Salz steif schlagen.

2 In einer Rührschüssel den Zucker mit dem Kokosfett, den Eigelben, den Nüssen, dem Mohn, dem Rum und dem Zitronensaft mit den Quirlen des Handrührgeräts zu einer cremigen Masse verrühren. Den Eischnee nach und nach unterrühren.

3 Den Teig in die Form füllen und im Ofen auf der mittleren Schiene 40 bis 50 Minuten backen. Nach Belieben mit Schokolade verzieren oder mit Sahne (siehe Tipp S. 102) servieren.

> ## Mein Tipp
>
> *Wenn Kinder mitessen, sollten Sie auf den Rum im Mohnkuchen verzichten und stattdessen 1 EL Milch oder Orangensaft verwenden. Die gemahlenen Haselnüsse können Sie durch Mandeln oder Walnüsse ersetzen.*

Hirsekuchen

Zutaten für 4 Portionen
1 unbehandelte Orange
1 unbehandelte Zitrone
10 getrocknete Aprikosen
3/4 l fettarme Milch (Kuh-, Reis-, Soja-
oder Hafermilch)
250 g fettarmer Vanillejoghurt (am besten Soja)
200 g Hirse
1 TL Mandel- oder Sesammus oder
Erdnussbutter (ungesüßt)
1 EL Kokosfett
2 EL Speisestärke · Fett für die Form

1 Die Orange und die Zitrone heiß waschen und trocken reiben. Jeweils die Schale fein abreiben. Die getrockneten Aprikosen in kleine Stücke schneiden.

2 Die Milch mit dem Vanillejoghurt in einen Topf geben, verrühren und langsam zum Kochen bringen. Die Hirse unter Rühren einrieseln lassen und 10 Minuten bei schwacher Hitze quellen lassen. Den Backofen auf 200 °C vorheizen.

3 Die Zitrusschalen mit den Aprikosen, dem Mandel- oder Sesammus bzw. der Erdnussbutter, dem Kokosfett und der Stärke dazugeben und bei schwacher Hitze weitere 5 Minuten sanft köcheln lassen.

4 Eine rechteckige ofenfeste Form einfetten, die Hirsemasse einfüllen und den Hirsekuchen im Ofen auf der mittleren Schiene etwa 50 Minuten backen.

5 Den Kuchen etwas abkühlen lassen, vorsichtig mit einem spitzen Messer vom Rand lösen und aus der Form stürzen. Nach Belieben in Stücke schneiden.

Welleat fürs Büro – Essen zum Mitnehmen

Auch Berufstätige oder alle, die oft unterwegs sind, können sich nach dem Welleat-Prinzip ernähren. Da sind nur ein bisschen Planung und Organisation gefragt: Es gibt viele leichte Mittagessen oder kleine Snacks, die man problemlos zu Hause vorbereiten und dann mitnehmen kann. Und für alle Notfälle gibt es dann noch Gerichte oder Zutaten, die man an fast jeder Ecke kaufen kann und die sich im Handumdrehen in ideale Welleat-Kombinationen verwandeln lassen. Hier einige Tipps, die es Ihnen erleichtern, »Welleat fürs Büro« in die Tat umzusetzen:

- Bewahren Sie Brot und Belag nach Möglichkeit immer getrennt in Frischhalteboxen auf, und stellen Sie das Sandwich erst kurz vor dem Verzehr fertig: Dann weicht das Brot nicht durch.
- Wer am Arbeitsplatz einen Kühlschrank hat, sollte immer für einen kleinen Vorrat an Hüttenkäse sorgen. Den Käse können Sie im Nu mit Bananen und Nüssen verrühren. So sind Sie bestens gegen Heißhungerattacken gerüstet und können jede Schokolade links liegen lassen!
- Nehmen Sie eine Flasche selbst gemachtes Salatdressing mit ins Büro. Am besten eignet sich eine Vinaigrette, die kühl und dunkel aufbewahrt 3 bis 5 Tage haltbar ist. 100 g fettarmer Schafskäse, einen fertig geputzten Salat aus der Kühltheke und ein Vollkornbrötchen dazu – schon ist das Welleat-Mittagessen perfekt!
- Ich habe als Notration immer Nüsse, Bananen und Eiweißlinge dabei, dann kann wirklich nichts mehr schiefgehen. Eiweißlinge (siehe Seite 116) sind kein Muss, ich finde sie nur sehr praktisch, denn jederzeit an fettarmes Eiweiß heranzukommen ist

viel schwerer als an Kohlenhydrate (Brötchen, Brezeln, Kuchen, Riegel etc.). Wenn Sie lieber ein Putenschnitzel mitnehmen wollen – jederzeit.
- Sämtliche Suppen aus dem 4-Wochen-Plan und auch viele der anderen Gerichte können Sie vorkochen und im Büro aufwärmen. Aber bitte nicht in der Mikrowelle, sondern im Topf oder einer kleinen Pfanne auf einer Kochplatte. So viel Zeit muss sein – Sie sind es sich wert!

Fix und fertig, schnell besorgt

Sie hatten keine Gelegenheit, zu Hause etwas vorzubereiten, und möchten trotzdem auf der Welleat-Schiene bleiben? Kein Problem, auch dafür gibt es mehr als eine Lösung! Folgende Kombinationen sind besonders zu empfehlen:
- 1 Portion Salat aus der Supermarkttheke mit 1 Dose Thunfisch (Am besten mit einer selbst gemachten Salatsauce mischen, denn die Fertigsaucen enthalten Glutamat – und das macht Hunger.)
- 1/2 gegrilltes Hähnchen vom Imbissstand (aber ohne Haut essen), dazu Rohkost, Salat oder Vollkornbrot
- 150 g geräucherter Lachs mit Vollkornbrot
- 200 g Hüttenkäse mit 1 Banane
- 1 Becher fettarmer Naturjoghurt mit 1 Handvoll Studentenfutter
- 200 g Magerquark mit Obst nach Wahl
- 1 Portion Döner ohne Brot, dafür mit Salat
- 150 g Stremellachs (aus dem Kühlregal im Supermarkt) mit Salat, Rohkost oder Vollkornbrot
- 150 g geräuchertes Forellenfilet mit Rohkost und Vollkornbrot oder nur mit Salat

Leckeres von zu Hause

Sie haben Zeit, etwas in Ruhe vorzubereiten? Dann finden Sie im Folgenden köstliche Anregungen für Welleat-Mittagessen zum Mitnehmen, die auch die entsprechenden Mahlzeiten im 4-Wochen-Plan ersetzen können. Sie dürfen immer noch etwas Rohkost wie Möhren oder Paprika dazu verzehren. Vergessen Sie nicht, Vollkornbrot oder -brötchen einzupacken. Und nach dem Essen können Sie sich noch einen fettarmen Naturjoghurt mit frischem Obst gönnen.

Hähnchensalat-Sandwich

Zutaten für 1 Portion
1 Stange Staudensellerie
1 Tomate · 60 g Trauben
120 g Hähnchenbrust (gekocht oder gebraten)
2 EL fettarme saure Sahne
Meersalz · Pfeffer aus der Mühle
2 Scheiben Vollkornbrot (à 60 g)

1 Den Staudensellerie putzen und waschen, die Tomate und die Trauben waschen. Den Staudensellerie klein schneiden und in eine kleine Schüssel geben. Die Tomate ebenfalls klein schneiden, dabei den Stielansatz entfernen. Die Trauben halbieren und bei Bedarf entkernen. Die Hähnchenbrust in kleine Würfel oder Streifen schneiden.

2 Sellerie, Tomate, Trauben und Hähnchenbrust in der Schüssel mit der sauren Sahne mischen und mit Salz und Pfeffer würzen. Den Hähnchensalat in eine Frischhaltebox geben. Den Hähnchensalat auf dem Brot anrichten oder das Brot zum Salat essen.

Scharfer Putenburger mit Paprika-Dip

Zutaten für 1 Portion
150 g Putenbrust
Meersalz · Pfeffer aus der Mühle
¼ TL Paprikapulver (rosenscharf)
1 TL Öl · 1 rote Paprikaschote
2 EL fettarmer Naturjoghurt
1 Vollkornbrötchen

1 Die Putenbrust waschen, trocken tupfen und mit Salz, Pfeffer und Paprikapulver würzen. Das Öl in einer Pfanne erhitzen und das Fleisch darin auf beiden Seiten bei mittlerer Hitze etwa 6 Minuten braten. Die Pfanne vom Herd nehmen und das Fleisch abkühlen lassen.

2 Die Paprika längs halbieren, entkernen, waschen und in kleine Würfel schneiden. Die Paprikawürfel mit dem Joghurt mischen und nach Belieben mit Salz und Pfeffer würzen. Das Putenfleisch und den Paprika-Dip getrennt in Frischhalteboxen geben.

3 Das Brötchen halbieren, mit dem Paprika-Dip bestreichen und mit der Putenbrust belegen.

Mein Tipp

Diesen Burger können Sie auch mit Hähnchenbrust zubereiten. Dafür 150 g Hähnchenbrust wie oben beschrieben würzen, auf beiden Seiten etwa 7 Minuten braten. Abkühlen lassen und in Scheiben schneiden. Wer mag, kann noch 1 EL Schnittlauchröllchen unter den Paprika-Dip mischen.

Marinierte Tofuschnitzel

Zutaten für 1 Portion

4 EL Sojasauce · 1 TL Senf · Cayennepfeffer
150 g Tofu · 2 EL Sesamöl
1 Scheibe Vollkornbrot (60 g)

1 Für die Marinade Sojasauce, Senf und Cayennepfeffer in einer kleinen Schüssel verrühren. Den Tofu waschen, trocken tupfen und in Scheiben schneiden. Die Marinade über den Tofu geben und die Tofuscheiben mindestens 30 Minuten ziehen lassen.

2 Die Tofuscheiben aus der Marinade nehmen, auf Küchenpapier abtropfen lassen und im Sesamöl auf beiden Seiten etwa 4 Minuten anbraten. Die Tofuscheiben etwas abkühlen lassen und in eine Frischhaltebox geben. Brot getrennt dazu aufbewahren.

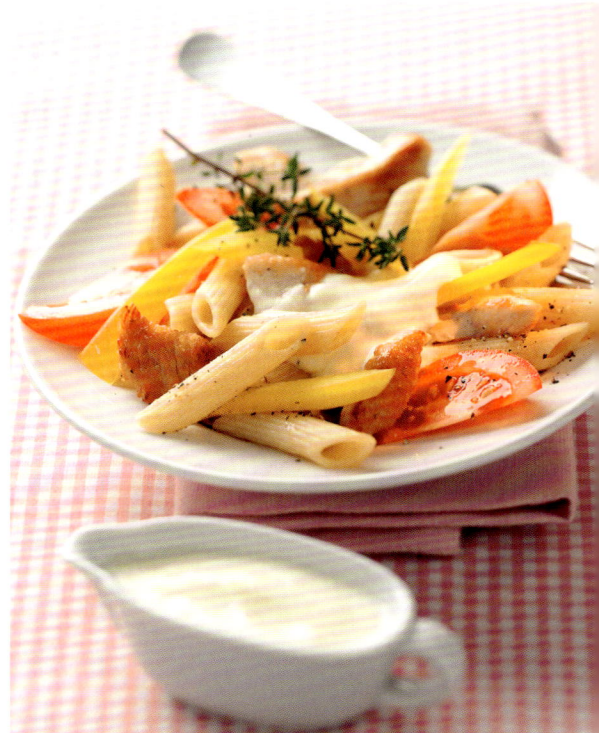

Bunter Nudelsalat

Zutaten für 1 Portion

60 g Vollkorn-Penne · Meersalz
150 g Thunfischsteak, Putenbrust oder Tofu
Pfeffer aus der Mühle · 1 EL Öl
1 gelbe Paprikaschote · 2 Tomaten
80 g fettarmer Naturjoghurt
1 EL Aceto balsamico · 1 EL Olivenöl

1 Die Nudeln nach Packungsanweisung in reichlich kochendem Salzwasser bissfest garen. In ein Sieb abgießen, kalt abschrecken und gut abtropfen lassen.

2 Den Thunfisch, die Putenbrust oder den Tofu waschen, trocken tupfen, in Streifen schneiden und mit Salz und Pfeffer würzen. Das Öl in einer Pfanne erhitzen und die Fisch-, Fleisch- oder Tofustreifen darin unter Rühren anbraten. Die Pfanne vom Herd nehmen und die Streifen abkühlen lassen.

3 Die Paprika längs halbieren, entkernen und waschen. Die Paprikahälften in Würfel oder Streifen schneiden. Die Tomaten waschen und klein schneiden, dabei die Stielansätze entfernen.

4 Nudeln, Fisch, Fleisch oder Tofu und Gemüse in eine Frischhaltebox geben. Joghurt, Essig und Olivenöl untermischen und mit Salz und Pfeffer würzen.

Kichererbsensalat

Zutaten für 1 Portion

200 g Kichererbsen (aus der Dose)
½ Salatgurke · 1 rote Paprikaschote · 2 Tomaten
120 g Putenbrust (in Scheiben)
1 EL Aceto balsamico · 1 EL Olivenöl
Meersalz · Pfeffer aus der Mühle

1 Die Kichererbsen in ein Sieb abgießen und gut abtropfen lassen. Die Gurke schälen oder gründlich waschen. Die Paprika längs halbieren, entkernen und waschen, die Tomaten waschen.

2 Das Gemüse in kleine Würfel schneiden, dabei die Stielansätze von den Tomaten entfernen. Die Putenbrust in kleine Stücke schneiden. Kichererbsen, Gemüse und Putenbrust in eine Frischhaltebox geben. Den Essig und das Olivenöl untermischen und mit Salz und Pfeffer würzen.

Hähnchen-Reis-Salat

Zutaten für 1 Portion

50 g Vollkornreis · Meersalz
120 g Hähnchenbrust · Pfeffer aus der Mühle
1 EL Öl · 2 Scheiben Ananas (aus der Dose)
1 kleines Glas weißer Spargel
(ca. 200 g Abtropfgewicht)
2 EL fettarmer Naturjoghurt
ca. 4 EL Honig-Senf-Vinaigrette (siehe S. 98)

1 Reis nach Packungsanweisung in Salzwasser garen. Abgießen, kalt abschrecken und abtropfen lassen.

2 Die Hähnchenbrust waschen, trocken tupfen, in kleine Würfel schneiden und mit Salz und Pfeffer würzen. Das Fleisch im Öl rundum anbraten, vom Herd nehmen und abkühlen lassen.

3 Ananas in Stücke schneiden. Spargel in ein Sieb abgießen, abtropfen lassen und ebenfalls in Stücke schneiden. Reis, Fleisch, Ananas und Spargel in eine Frischhaltebox geben und den Joghurt untermischen.

4 Die Vinaigrette in eine kleine Schraubflasche abfüllen und erst kurz vor dem Verzehr untermischen.

Griechischer Bauernsalat

Zutaten für 1 Portion

1 gelbe Paprikaschote · 1 Fleischtomate · ½ Salatgurke
½ Zwiebel · 5 Oliven (entsteint)
140 g Schafskäse · 2 EL Aceto balsamico
3 EL Olivenöl · Meersalz · Pfeffer aus der Mühle
2 TL getrockneter Oregano

1 Die Paprika längs halbieren, entkernen, waschen und in Streifen oder Rauten schneiden. Die Tomate waschen, halbieren, den Stielansatz entfernen und die Tomatenhälften in dickere Scheiben schneiden.

2 Die Gurke schälen oder gründlich waschen, längs halbieren und die Hälften ebenfalls in dickere Scheiben schneiden. Die Zwiebel schälen und in Ringe schneiden.

3 Paprika, Tomate, Gurke, Zwiebel und Oliven in eine Frischhaltebox geben. Den Schafskäse grob in Stücke brechen und darüberstreuen. Den Essig und das Öl untermischen, mit Salz, Pfeffer und Oregano würzen.

Schnelles für Eilige

Noch fixer geht's mit diesen kleinen Gerichten, die Sie zu Hause mit wenig Aufwand und im Handumdrehen vor- bzw. zubereitet haben. Hier bleibt die Küche kalt! Die Mitnehm-Mahlzeiten sind 100 Prozent Welleat, wenn Sie dazu noch etwas Frisches wie Rohkost oder Obst nach Wahl essen.

Schinken-Ananas-Brot

Zutaten für 1 Portion
1 Scheibe Vollkornbrot (60 g)
1 EL fettarmer Frischkäse
120 g magerer Schinken (Pute oder Schwein)
2 dünne Scheiben Ananas (aus der Dose)

1 Das Vollkornbrot mit dem Frischkäse bestreichen, mit dem Schinken belegen und in eine Frischhaltebox geben.

2 Erst kurz vor dem Verzehr die separat eingepackten Ananasscheiben auf das Brot legen.

Schnelles Putenbrustbrot

Zutaten für 1 Portion
2 getrocknete Pflaumen
2 EL fettarmer Frischkäse
einige Salatblätter
1 Scheibe Vollkornbrot (60 g)
140 g Putenbrust (in Scheiben)

1 Die getrockneten Pflaumen in kleine Würfel schneiden und mit dem Frischkäse mischen. Die Salatblätter waschen und trocken schütteln.

2 Das Brot mit der Frischkäse-Pflaumen-Mischung bestreichen, die Salatblätter daraufgeben und mit den Putenbrustscheiben belegen. Das Brot in eine Frischhaltebox geben.

Lachsbrötchen mit Avocado und Pfirsich

Zutaten für 1 Portion
1 Avocado
1 Pfirsich (oder 1 Orange, ½ Mango oder eine andere saftige Obstsorte)
1 EL Zitronen- oder Limettensaft
1 TL Dillspitzen
Meersalz · Pfeffer aus der Mühle
1 Vollkornbrötchen
150 g geräucherter Lachs

1 Die Avocado und den Pfirsich halbieren, den Kern bzw. Stein entfernen und die Hälften schälen bzw. häuten. Das Fruchtfleisch klein schneiden und in eine Schüssel geben. Mit dem Zitronen- oder Limettensaft beträufeln und den Dill untermischen. Mit Salz und Pfeffer würzen.

2 Das Vollkornbrötchen halbieren und die untere Hälfte mit den Lachsscheiben belegen. Die Avocado-Pfirsich-Mischung daraufgeben und mit der oberen Brötchenhälfte abdecken. Das Lachsbrötchen in eine Frischhaltebox geben.

Hüttenkäse-Avocado-Burger

Zutaten für 1 Portion

1 Avocado
1 EL Zitronensaft
Meersalz · Pfeffer aus der Mühle
6 Cashewkerne
200 g Hüttenkäse
1 Vollkornfladenbrot oder 1 Vollkornbrötchen

1 Die Avocado halbieren und den Kern entfernen.
Die Avocadohälften schälen und das Fruchtfleisch in
einer Schüssel mit einer Gabel etwas zerdrücken.
Sofort mit dem Zitronensaft beträufeln und mit Salz
und Pfeffer würzen.

2 Die Cashewkerne grob hacken und mit dem Hüttenkäse unter die zerdrückte Avocado mischen. Das
Fladenbrot oder das Brötchen halbieren und die Unter-
seite mit dem Avocado-Hüttenkäse bestreichen. Die
Oberseite auflegen und den Burger in eine Frischhaltebox geben.

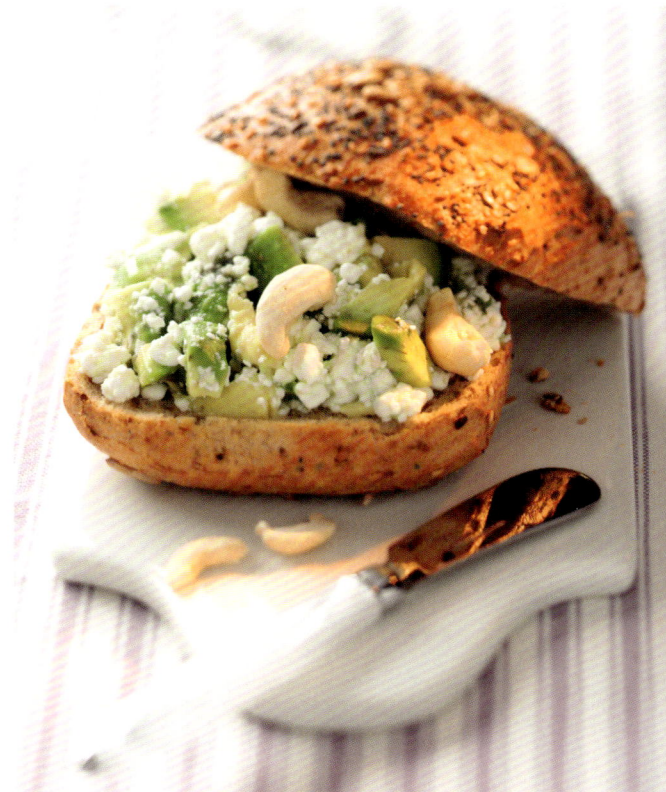

Meeresfrüchtesalat mit Vollkorntoast

Zutaten für 1 Portion

160 g gemischte Meeresfrüchte (aus dem Glas)
1 Apfel
1 EL Zitronensaft
2 EL saure Sahne
Meersalz · Pfeffer aus der Mühle
2 Scheiben Vollkorntoast

1 Die Meeresfrüchte in ein Sieb abgießen und
abtropfen lassen. Den Apfel vierteln, entkernen,
schälen und in kleine Stücke schneiden.

2 Die Apfelstückchen mit dem Zitronensaft, der sauren Sahne und den Meeresfrüchten in einer Schüssel
mischen und mit Salz und Pfeffer würzen. Den Mee-
resfrüchtesalat in eine Frischhaltebox geben.

3 Den Salat auf den Toastbrotscheiben verteilen oder
diese dazu essen.

Der 4-Wochen-Plan – und dann?

Herzlichen Glückwunsch, Sie haben es geschafft! Vier Wochen lang haben Sie nach dem Welleat-Konzept gegessen, ja danach gelebt, und haben damit Ihrem Körper nur Gutes getan. Wie fühlen Sie sich jetzt, spüren Sie die Veränderung? Sie müssten sich frischer, fitter und energiegeladener fühlen, bessere Laune haben und auch einen spürbaren Schritt in Richtung Wunschgewicht gemacht haben. Dann spricht ja alles dafür, so weiterzumachen und sich auch in Zukunft nach dem Welleat-Konzept zu ernähren. Welche Regeln man bei Welleat beachten muss, wie Sie ein typisches Welleat-Essen zubereiten und welche Lebensmittel dafür infrage kommen, das dürfte Ihnen in den letzten vier Wochen schon ziemlich in Fleisch und Blut übergegangen sein. Und dass Sie bei Welleat nicht hungern müssen, werden Sie in den vergangenen Wochen ebenfalls positiv erfahren haben.

Die Devise heißt: am Ball bleiben

Wenn es Ihnen zunächst schwergefallen ist, sich von Ihren alten, über die Jahre eingeschliffenen Ernährungsgewohnheiten zu trennen, dann ist es nun besonders wichtig, nicht wieder in den alten Trott zu verfallen. Jetzt heißt es: am Ball bleiben, beispielsweise mit Ihren Lieblingsrezepten aus dem 4-Wochen-Plan. Oder Sie probieren die zusätzlichen Anregungen für Gemüsesaucen, Desserts und Brotaufstriche aus und erweitern sich so Ihr ganz persönliches Rezept-Repertoire. Wenn Sie bereits etwas erfahrener sind, können Sie selbst kreativ werden und Neues ausprobieren oder alte Lieblingsgerichte nach Welleat-

Manier abwandeln. Eines dürfen Sie bei alledem aber nie vergessen: Essen ist und bleibt Genuss! Nehmen Sie sich darum immer Zeit beim Essen, essen Sie bewusster, und genießen Sie jeden einzelnen Bissen. Erschnuppern und erschmecken Sie die herrliche Aromenvielfalt, die uns die Natur in Form von Obst, Gemüse, Kräutern und Gewürzen bietet.

Welleat – das Programm für die ganze Familie

Welleat ist nicht nur etwas für Sie, sondern es tut der ganzen Familie gut. Die aus frischen Zutaten zubereiteten Gerichte liefern alles, was der Körper braucht: Eiweiße, Fett, Kohlenhydrate, Vitamine, Mineralstoffe und Spurenelemente. Sie können sie deshalb guten Gewissens allen großen und kleinen Familienmitgliedern auftischen, und jeder bekommt, was er braucht. Ich finde es besonders wichtig, dass Kinder so früh wie möglich lernen, was gesund für sie ist, und dass man ihnen dies auch vorlebt. Bekommt ein Kind von klein auf eine abwechslungsreiche, ausgewogene und gesunde Kost, wird es später mit großer Wahrscheinlichkeit nicht zu der (hierzulande leider immer größer werdenden) Gruppe von Kindern und Jugendlichen gehören, die sich mit massivem Übergewicht plagen. Wissenschaftler und Mediziner sind sich einig, dass in der Kindheit der Grundstock für unser Essverhalten und unsere Gesundheit gelegt wird. Rohkost, frisches Obst, Vollwertgetreide und wertvolle Eiweißquellen sollten daher ganz oben auf dem täglichen Speiseplan der Kids stehen. Und ganz wichtig: Das gemeinsame Vorbereiten, Kochen und Essen sollte einen besonderen Stellenwert bekommen!

Welleat – keine Diät, sondern eine Lebenseinstellung

Das Welleat-Konzept ist keine Diät im herkömmlichen Sinn, sondern setzt auf eine dauerhafte Umstellung der Ernährung. Welleat verändert Ihre Einstellung zum Essen grundsätzlich und kann zu einem vollkommen neuen Lebensgefühl führen: Sie fühlen sich rundum gesund und wohl in Ihrer Haut!

Beim Thema Gesundheit denke ich aber nicht nur an Ernährung, sondern auch an Bewegung – Sport zu treiben ist für mich persönlich sehr wichtig. Deshalb möchte ich auch Sie dazu ermuntern, aktiver zu werden. Treiben Sie moderaten Ausdauersport, wann immer Sie möchten. Stecken Sie sich zu Beginn lieber kleine Ziele, und überanstrengen Sie sich nicht, wenn Ihnen nicht danach zumute ist. Gute Sportarten zum »Wiedereinsteigen« sind Nordic Walking, Schwimmen oder Fahrradfahren. Probieren Sie es aus, Sie werden sehen, wie sich Ihr Wohlbefinden von Tag zu Tag, von Woche zu Woche steigert. Vergessen Sie aber in Ihrem Ernährungs- und Bewegungsprogramm nicht, zwischendurch auch Ruhephasen einzuplanen. Schalten Sie für 20 Minuten das Telefon ab, und setzen Sie sich mit einer heißen Tasse Tee oder einem schönen Buch aufs Sofa oder in Ihren Lieblingssessel, und legen Sie die Beine hoch. Momente der Ruhe und Entspannung müssen sein. Lassen Sie sich nicht ständig unter Druck setzen. Zeigen Sie dem Stress die kalte Schulter, und tanken Sie Ihre mentalen Energiereserven wieder voll auf.

So umgehen Sie die Stolperfallen

Und was tun, wenn doch etwas schiefgeht und die Umstellung der Ernährung ins Stocken gerät? Wenn Sie hin und wieder »vom rechten Weg abkommen« und z. B. im Supermarkt eine Tafel Schokolade einpacken und diese zu Hause in einem »wegputzen«, oder zu den Pralinen, die Ihnen eine Kollegin im Büro anbietet, einfach nicht Nein sagen können? Dann ist der Katzenjammer groß, aber das bedeutet nicht das Aus! Überlegen Sie erst einmal, wie es dazu kommen konnte: Waren Sie die letzten Tage vielleicht nicht so konsequent in puncto Welleat? Haben Sie auf die Zwischenmahlzeiten verzichtet, weil Sie gerade keine Zeit zum Essen oder keinen Hunger hatten? Sind Sie vielleicht hungrig zum Einkaufen gegangen? Analysieren Sie Ihre Fehler. Hat man sie einmal erkannt und entlarvt, kann man diese Stolperfallen beim nächsten Mal ganz souverän umgehen. Und ganz wichtig: Informieren Sie Freunde und Arbeitskollegen über Ihr Vorhaben und Ihre Ernährungsumstellung, und bitten Sie sie um Verständnis, dass Sie keine »Essensangebote« annehmen möchten. Fassen Sie einfach wieder neuen Mut, und starten Sie voller Elan in einen neuen Welleat-Tag. Denn: Jeder Welleat-Tag ist ein guter Tag!

Ein kleines Nickerchen wirkt Wunder

Die Wissenschaft ist sich einig: Ein kurzes Nickerchen tagsüber hat einen enormen Erholungseffekt. Der »Power Nap« baut Stress ab, erhöht die Leistungsfähigkeit und stärkt das Immunsystem. Lassen Sie sich mit einer entsprechenden CD in einen kurzen regenerierenden Tiefschlaf bringen. Jeden Tag – 20 Minuten nur für Sie! Weitere Infos unter www.welleat.de.

Eiweißlinge – warum sie so wertvoll sind

Bei der Enwicklung meines Welleat-Konzepts ist mir klar geworden war, warum und wie viel Eiweiß wir brauchen. Gleichzeitig ergab sich ein Riesenproblem: Wie soll ich regelmäßig Eiweiß zu mir nehmen, wenn ich keine oder nur wenige tierische Produkte essen möchte bzw. – wie in meinem Fall – Kuhmilchprodukte nicht vertrage? Hin und wieder Fisch und ab und zu ein kleines Puten- oder Hähnchenschnitzel sowie Eier waren für mich in Ordnung. Aber jeden Tag tierisches Eiweiß? Das widerstrebte mir. Andererseits war mir bewusst, dass ich dringend Eiweiß brauchte, um abzunehmen und um mich fitter, belastbarer und satt zu fühlen.

Ohne Eiweiß geht nichts

Ich wusste: Mein Körper benötigt Aminosäuren, also bestimmte einzelne Eiweißbestandteile, nicht nur zum Erhalt der Körpersubstanz, sondern auch um die Immunabwehr zu stärken, um Fett abzubauen und um meinen Blutzuckerspiegel konstant zu halten. Also machte ich mich auf die Suche nach einem geeigneten Eiweißpräparat – doch was ich fand, waren lediglich Produkte, die Aromen und Süßstoffe enthielten. Genau diese Kombination wird aber in der Tiermast eingesetzt und verursacht gezielt Hungergefühle. Warum sollten mir also ausgerechnet solche Produkte beim Abnehmen helfen können?! Nach langen Überlegungen und Experimenten hatte ich das große Glück, auf einen Lebensmittelchemiker und einen Wissenschaftler zu stoßen, die mich unterstützt und mir dabei geholfen haben, meine Idee umzusetzen: ein eigenes Eiweißprodukt herzustellen, das die acht lebensnotwendigen Aminosäuren ent-

hält, nur aus pflanzlichen Rohstoffen hergestellt wird und folglich rein vegan ist. Der Eiweißling war geboren! Wie Sie zu meinem Produkt und der Thematik an sich stehen, ist natürlich Ihre ganz persönliche Sache. Ich möchte es mir an dieser Stelle aber nicht nehmen lassen, Sie mit einigen Fakten zu konfrontieren, die Sie vielleicht ein wenig nachdenklich stimmen.

Pflanzliches Eiweiß hat die bessere Ökobilanz

Während in den armen Ländern der Welt immer mehr Menschen an Hunger leiden, steigt in den wohlhabenden Ländern die Nachfrage nach Fleisch stetig an. Um jedoch Fleisch »produzieren« zu können, werden rund 30 Prozent der weltweiten Ackerflächen nicht zum Anbau von Getreide und Gemüse, sondern für die Erzeugung von Vieh- und Kraftfutter genutzt. Welche alarmierenden Folgen dies hat, belegen folgende Zahlen: Um 1 Tonne Eiweiß aus Schweinefleisch zu erzeugen, benötigt man 125 Schweine, 12,4 Hektar Land zum Anbau von 50 Tonnen Viehfutter und 11 421 Kubikmeter Wasser. Um 1 Tonne reines Eiweiß aus Erbsen herzustellen, braucht man hingegen nur 1,3 Hektar Land und 185 Kubikmeter Wasser, sonst nichts! Zudem muss man noch beachten, dass bei der Aufzucht von Schweinen, Rindern und Milchvieh etwa 18 Prozent der schädlichen Treibhausgase entstehen. Diese Zahlen machen mehr als deutlich, dass wir mit einem gewissen Verzicht auf tierische Produkte, zugunsten von Obst, Gemüse und Getreide – am besten aus regionalem Anbau –, einen sinnvollen Beitrag zum Erhalt des Ökosystems unserer Erde leisten können.

»Die gute Nachricht:
Sie müssen essen,
um abzunehmen.«

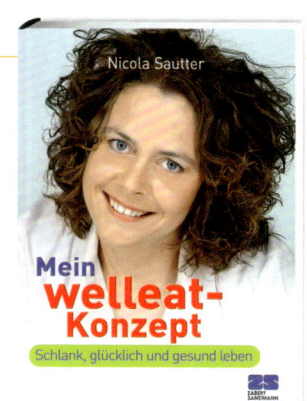

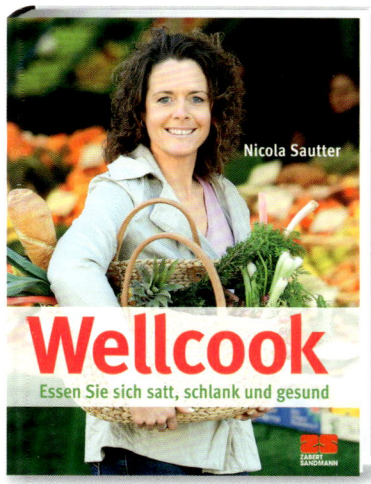

Die Nahrung ist die stärkste Säule unserer Gesundheit. Mit der richtigen Ernährung können wir uns vor Krankheiten schützen und diese sogar lindern oder heilen. Jede Mahlzeit wirkt auf spezifische Weise in unserem Körper. Durch die Art der Nahrungsmittel, die wir täglich zu uns nehmen, können wir unser Wohlergehen beeinflussen und selbst bestimmen, wie fit und belastbar, wie gesund, schlank und zufrieden wir sein wollen.

Weitere Infos unter:
www.welleat.de; Tel. 089/35 65 66 78

Nicola Sautter
Wellcook
136 Seiten
€ [D] 16,80, € [A] 17,30, € [sFr] 25,90
 SBN 978-3-89883-191-8

Mein welleat-Konzept
¯84 Seiten
¯ [D] 19,95, € [A] 20,60, € [sFr] 30,50
ISBN 978-3-89883-162-8

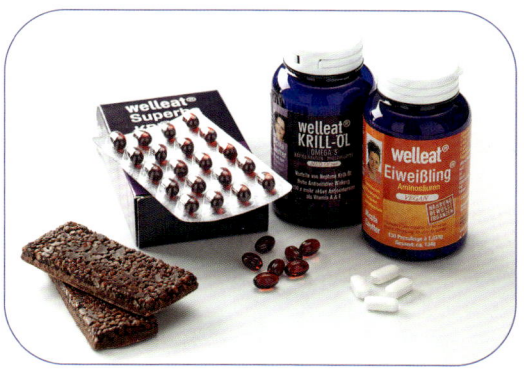

Rezeptregister

Stichwortregister

Bildnachweis

U. Bender & G. Scarlini: S. 99; Stock-Food/K. Arras: S. 22; StockFood/M. Brauner: S. 25 unten; StockFood/Foodcollection: S. 8 unten links, 23 oben, 25 oben; StockFood/Food-photography Eising: S. 8 unten rechts; StockFood/Johner: S. 23 unten; Stock-Food/U. Kerth: S. 9 oben, 25 links; StockFood/A. Plewinski: S. 8 oben rechts